Gesundheitsschäden durch Rauchen – Möglichkeiten einer Prophylaxe

Gesundheitsschäden durch Rauchen – Möglichkeiten einer Prophylaxe

mit Beiträgen von E. Bahrmann, W. Barth, B. Bartusch, H. Berndt, S. Böthig, F. Erler, W. Gibel, J. Goldberg, U. Hablitschek, H. Herrmann, H. Landmann, R. Lämmel, F. Liehs, Kh. Lohs, W. Moldenhauer, D. Paun, I. Schneider, W. Schwarz, K. Strubel, H. E. Stürzenberger, E. Taubert und J. Wilde

Herausgegeben von

Wolfgang Gibel
Zentralinstitut für Krebsforschung
der Akademie der Wissenschaften der DDR

AKADEMIE-VERLAG · BERLIN
1976

Erschienen im Akademie-Verlag, 108 Berlin, Leipziger Str. 3—4

Lizenznummer: 202 · 100/539/76
Gesamtherstellung: VEB Druckhaus „Maxim Gorki",
74 Altenburg
Bestellnummer: 762 229 6 (6338) · LSV 2705
Printed in the GDR
DDR 9,80

Vorwort

Unter allen Umweltfaktoren, die die menschliche Gesundheit bedrohen, muß man dem Tabakrauchen auf Grund seiner weiten Verbreitung eine sehr wichtige Rolle zuordnen.

In den letzten Jahrzehnten wurden die Zusammenhänge zwischen Rauchen und dem Auftreten gesundheitlicher Schädigungen durch klinische, epidemiologische und experimentelle Studien wissenschaftlich eindeutig bewiesen. Im Jahre 1970 mußte deshalb die WHO feststellen: „Das Zigarettenrauchen ist gegenwärtig eines der ernstesten Gesundheitsprobleme und in vielen Ländern die vermeidbare Hauptursache vorzeitigen Todes. Es ist heute eindeutig belegbar, daß Rauchen die Erkrankungshäufigkeit, die Arbeitsunfähigkeit und Frühinvalidität fördert, wodurch auch der Volkswirtschaft großer Schaden zugefügt wird.“

Die Tatsache, daß der Tabakkonsum und die durch Tabak ausgelösten oder begünstigten Erkrankungen, wie z. B. die kardiovaskulären Erkrankungen, der Lungenkrebs, die chronische Bronchitis, um nur einige zu nennen, in den meisten Ländern Europas und den Vereinigten Staaten von Amerika eine stete Zunahme erfahren, macht deutlich, daß konsequente Maßnahmen gegen das Rauchen eine vorrangige Aufgabe der vorbeugenden Medizin und des Umweltschutzes sind.

Im Rahmen der Vorbereitung der 3. Weltkonferenz „Smoking and Health“ veranstaltete das Zentralinstitut für Krebsforschung der Akademie der Wissenschaften der DDR gemeinsam mit dem Nationalen Komitee für Gesundheitserziehung der DDR am 2. 4. 1975 in Berlin die Arbeitstagung „Gesundheitsschäden durch Rauchen — Möglichkeiten einer Prävention“.

Die Aktualität dieser Thematik veranlaßte uns, die auf der Arbeitstagung gehaltenen Vorträge in Form dieser kleinen Schrift zu publizieren. Wir wollen damit einem größeren Interessentenkreis — nicht nur Medizinern, sondern auch Psychologen, Pädagogen, kurzum allen, die mit Problemen der Gesundheitsfürsorge und Gesundheitserziehung zu tun haben — den neuesten internationalen Erkenntnisstand sowohl hinsichtlich der gesundheitsschädigenden Auswirkungen des Rauchens als auch der Möglichkeiten einer Prävention nahebringen und gleichzeitig über diesbezügliche Aktivitäten in der DDR berichten.

Juli 1975 Wolfgang Gibel

Inhaltsverzeichnis

Zur Toxikologie des Rauchens

Kh. Lohs

Die durchaus berechtigte Kritik an den Stäuben und Abgasen der Industrie sowie des Verkehrswesens wird zur Farce, wenn man sich und seine unmittelbare Umgebung — aus letztendlich egoistischen Motiven heraus — einer Schadstoffgefährdung aussetzt, die zeitlich und örtlich weit höhere Konzentrationen erreicht, als es die vielzitierten produktionsbedingten „Umweltgifte" tun. Angesichts der derzeitigen Weltjahresproduktion von 3570 Milliarden Stück Zigaretten ist dies sowohl ein qualitatives als auch quantitatives Problem.

Bisher standen überwiegend die kanzerogenen Inhaltsstoffe des Tabakrauches im Vordergrund des Interesses, während die allgemeinschädigenden Eigenschaften der wesentlichsten Tabakinhaltsstoffe und ihrer Pyrolyseprodukte demgegenüber nicht immer ihrer tatsächlichen Bedeutung gemäß beachtet werden.

Unter den weit über 100 verschiedenen Tabakinhaltsstoffen und den annähernd 1200 Komponenten des Tabakrauches in Form fester, gasförmiger und dampfförmiger Anteile sowie Aerosolpartikel sind es im wesentlichen drei Substanzgruppen, die bestimmend für die unmittelbaren Giftwirkungen des Rauchens sind:

- Nikotin und verwandte Alkaloide, wie Nikotimin, Nikotein, Nikotellin, Nikotoin u. a.
- Kohlenmonoxid, Blausäure und andere zur Anoxie führende „Blutgifte",
- Aldehyde und weitere Reizstoffe.

Wenn auch nicht sofort durch entsprechende Wirkungen erkennbar, aber als toxikologisch bedeutsam sind noch die im Tabak vorhandenen Metallspuren (z. B. Chrom, Nickel, Cadmium, Arsen usw.) sowie anorganische Zusatzstoffe, wie z. B. (in seltenen Fällen) Asbest und (in steigendem Maße) organische Streckmittel, wie Cytrel zu nennen.

Vorrangige Aufmerksamkeit verdient vor allem das Nikotin. Es ist zu 0,6–0,9% im Tabak enthalten. Nikotin wirkt auf das vegetative Nervensystem und damit auf die Ganglien (Langley), die es in geringer Dosierung erregt und bei höheren Dosen lähmt. Ganglienstimulation und Ganglienblockade bestimmen somit das komplexe Bild des Geschehens. Hinzu kommen noch die individuell abgestufte Tachyphylaxie (im Sinne einer körpereigenen Schutzfunktion) sowie eine bei starken Rauchern zu beobachtende Nikotintoleranz, die bis zum 2- bis 3-fachen der Nichtraucher-Dosis beträgt (wobei diese relative „Giftfestigkeit" z. B. durch fieberhafte Erkrankungen vorübergehend oder für ständig verlorengehen kann). Die insgesamt sehr komplexe Wirkung des Nikotins auf das vegetative Nervensystem führt zu einer Art illegaler Expansion des Bewußtseins (vielleicht einer der Hauptgründe für den „Genuß" des Tabaks durch die psychisch ohnehin labilen Raucherpersönlichkeiten). Diese Bewußtseinsbeeinflussung ist deutlich verschieden von der anderer Genuß- und Suchtmittel, wie z. B. Alkohol, Narkotika, Phantastika, Coffein und Weckamine.

Während die Eliminierung des Nikotins relativ konstant zu etwa 10% chemisch unverändert über die Nieren sowie zu etwa 80% durch Abbau in der Leber und den unausgenutzten Rest mit der Ausatmungsluft erfolgt, ist die Nikotinaufnahme sehr stark von der Rauchtechnik, der Rauchdauer und dem Tabakprodukt abhängig. Raucht man z. B. eine Zigarette anstatt in zehn Minuten in nur fünf Minuten, so enthält der Hauptstrom zehnmal mehr Nikotin. Bei Zigaretten beträgt die Nikotinaufnahme pro Tag bei einem Verbrauch von 20 Zigaretten im Mittel insgesamt 50 mg Nikotin — eine Menge, die selbst einen nikotinfesten Menschen im Falle der einmaligen Gabe schwer vergiften und den Nikotinungewohnten töten würde. Das Rauchen von Zigarren ist mit einer noch wesentlich höheren Nikotinzufuhr verbunden; raucht man nur das erste Drittel einer Zigarre, so nimmt man je nach Sorte bereits etwa 20—25 mg Nikotin auf, mit dem zweiten Drittel weitere 25—30 mg und mit dem letzten Drittel nochmals 40—48 mg Nikotin.

Die Nikotinresorption wird wesentlich durch die Tiefe der Inhalation bestimmt. Die Schleimhaut der Mundhöhle nimmt annähernd 10% des vorhandenen Nikotins auf, während die oberen Luftwege eine 90%ige Resorption bewirken. Da der Zigarettenrauch im Unterschied zu dem alkalischen Zigarrenrauch sauer ist und daher schwerer resorbierbar, kann der Zigarettenraucher seinen Nikotinbedarf nicht durch die Mundschleimhaut befriedigen und wird deshalb unbewußt zu tieferer Inhalation verleitet. Die messende Verfolgung der Inhalationstiefe hat gezeigt, daß die diesbezüglichen Angaben der Raucher oftmals falsch sind, d. h. daß sie tiefer inhalieren, als sie dies wahrhaben wollen. Die wesentliche Rolle des Nikotins für den Rauchgenuß wird daran deutlich, daß z. B. die subkutane Injektion von 2 mg/Tag Nikotin den Raucher vor Abstinenzerscheinungen bewahrt. Dies wird ergänzt durch Beobachtungen, daß der Nikotinabhängige von den vorgeblich weniger gesundheitsgefährlichen nikotinarmen Zigaretten nicht befriedigt, sondern zu einem höheren Verbrauch verleitet wird, was sich für die Tabakindustrie natürlich in klingende Münze umsetzt.

Gleichzeitig mit diesem Angriff des Nikotins auf das vegetative Nervensystem wirkt das sehr toxische Kohlenmonoxid (sowie in Spurenkonzentrationen das Methanol und die Blausäure) auf den Organismus ein. So enthält der Zigarettenrauch etwa 2—3% CO, der Zigarrenrauch sogar 6% CO (eine Konzentration, die der von Abgasen aus Benzinmotoren bei Leerlauf entspricht). Auch hier hängt die CO-Aufnahme von der Tiefe der Inhalation des Rauches ab. Im Blut eines Zigarettenrauchers, der eine Tagesmenge von 20 Stück raucht, finden sich 5% CO-Hb,

d. h. es werden 5% des Blutfarbstoffes von lebensnotwendigen Sauerstofftransport ausgeschaltet! Ein Raucher befindet sich in einer Sauerstofflage wie ein Mensch, der in 2300 Meter Höhe lebt (Raucher mit bis zu 14% CO-Hb sind durchaus keine Seltenheit). Ein solchermaßen belasteter Kreislauf bricht bei zusätzlichen körperlichen Belastungen natürlich weitaus schneller zusammen als ein dergestalt nichtbelasteter. Es ist eine logische Folge des toxischen Geschehens, daß bei Rauchern über die Jahre hin andauernde Kreislaufbelastung in Verbindung mit den sowieso im Berufs- und Privatleben auftretenden Stressfaktoren den Organismus „zermürben" und zu funktionellen Störungen führen, die in vielgestaltigen Spätschaden-Syndromen sichtbar werden. Im Komplex der akuten CO-Wirkungen sind auch der leicht narkotische Effekt bzw. die Betäubungs- und Ermüdungserscheinungen zu beachten. Besonders für Autofahrer bzw. die anderen Verkehrsteilnehmer kann dies lebensgefährlich werden. Dem Ermüdungseffekt des CO steht die Beobachtung an der Seite, daß das Kohlenmonoxid innerhalb gewisser Konzentrationsgrenzen den normalen Schlaf zu stören vermag. Hinsichtlich des Rauchens in Gemeinschaftsunterkünften (z. B. Armee) sollte dies stärker beachtet werden.

Wenn auch für das akut toxische Geschehen beim Rauchvorgang das Nikotin und das Kohlenmonoxid im Vordergrund stehen, ist aus chemisch-toxikologischer Sicht jedoch damit die Problematik der Giftwirkung des Tabakrauches noch nicht hinreichend genug erfaßt.

Das Rauchen ist ein pyrolytischer Vorgang vergleichbar einer trockenen Destillation. Entsprechend den dabei abbrennenden Tabakmischungen entstehen unterschiedlichste Brenzprodukte, unter denen die schleimhautreizenden (vorwiegend ungesättigten) Aldehyde an der Spitze stehen. Sie sind es, die hauptsächlich für die chronischen katarrhalischen Entzündungen des Kehlkopfes, der Luftröhre und der Bronchien verantwortlich zu machen sind (Raucherhusten, Raucherkatarrh). Auch die Reizung der Augen sollte hierbei nicht vernachlässigt werden! Da einige der schleimhautreizenden Aldehyde gleichzeitig als Kokanzerogene für die bei diesen pyrolytischen Vorgängen gebildeten kondensierten Kohlenwasserstoffen (3,4-Benzpyren u. a.) in Betracht kommen, sind diese toxikologisch bisher noch nicht genügend studierten Verbindungen in künftige Forschungsprogramme weitaus stärker einzubeziehen. Gleiches gilt auch für die beim Brennprozeß freiwerdenden bzw. gebildeten nitrosen Gase, die an sich schon sehr toxisch sind, aber neuerdings auch im Hinblick auf ihre Umsetzung mit den gleichzeitig vorhandenen Aminen zu den stark kanzerogenen Nitrosaminen für die toxikologische Bewertung der Tabakinhaltsstoffe Aufmerksamkeit verdienen. Schließlich sind auch die Phenole im Tabakrauch zu erwähnen, unter ihnen besonders das Brenzkatechin (1,2-Dihydroxybenzol), denn das Brenzkatechin erzeugt — nach 1974 in den USA durchgeführten tierexperimentellen Studien — dreimal mehr Tumoren als das vieldiskutierte 3,4-Benzpyren in der gleichen Konzentration allein.

Zu den Schadstoffen des Tabakrauchens zählen nicht zuletzt die in Spurenmengen vorkommenden Metalle bzw. Metalloxide, da sie — abgesehen von der krebserzeugenden Wirkung z. B. des Arsen, Cadmium, Chrom, Nickel u. a. — in noch nicht befriedigend aufgeklärter Weise das enzymatische Geschehen zu beeinflussen vermögen, indem sie infolge von Komplexbindungen die Aktivität mancher Enzyme blockieren (Ni, Cr), andere Enzyme aber auch zu stimulieren vermögen (As).

Inwieweit die genannten und andere der analytisch noch gar nicht vollständig erfaßten Neben- und Abbauprodukte von Zusatzstoffen sowie von Rückständen aus der landwirtschaftlichen Gewinnung und industriellen Verarbeitung — im Sinne synergistischer Wirkungen — in das toxische Gesamtgeschehen eingreifen, bedarf dringend der wissenschaftlichen Bearbeitung. In letzter Zeit gewinnen hier vor allem die Pestizidrückstände wachsende Bedeutung, vor allem die schwerabbaubaren Halogenkohlenwasserstoffe (z. B. DDT, Lindan, PCB, 2,4-D, 2,4,5-T u. a.) sowie Triazine, Karbamate und phosphororganische Ester.

Diese Problematik der noch nicht hinreichend geklärten Neben- und Abbauprodukte ist auch hinsichtlich der sekundären Schädigungen, vor allem der allergenen Wirkungen, ferner der erhöhten Infektionsbereitschaft und der Anfälligkeit gegen andere Schadstoffe der Atmosphäre solcherart vorgeschädigter Luftwege ein zwingendes Erfordernis.

Ein im Januar 1975 über das chronische unspezifische respiratorische Syndrom — als der entscheidenden Ursache des chronischen Krankseins unserer Zeit — vorgelegter Forschungsbericht der DFG in der BRD hat überzeugende Fakten und Argumentationen dafür erbracht, daß die Kombinationseffekte der Tabakrauch- und Staubbelastungen größere Aufmerksamkeit verdienen. Dabei werden auch die speziellen Reaktionsverhältnisse im Aerosolzustand mehr als bisher in die Forschungs- und Testprogramme einzubeziehen sein.

Zusammenfassend ist die Feststellung zu treffen, daß das Genußmittel Tabak toxikologisch einen Cocktail von akut und chronisch wirkenden Blut-, Nerven- sowie Lungengiften darstellt. Jedes dieser Gifte gibt für sich bereits zu ernsten gesundheitlichen Bedenken Anlaß. Das bisher vorliegende Wissen über die Toxikologie der Tabakinhaltsstoffe und der bei der pyrolytischen Spaltung dieser Stoffe entstehenden Sekundärprodukte unterstreicht, daß der Rauchgenuß eines der egoistischsten Übel der Gegenwart ist. Es wäre allerdings eine Illusion, darauf zu hoffen, daß in absehbarer Zeit allein die Einsicht in die wissenschaftlichen Zusammenhänge ausreicht, um der weltweiten Verführungskraft des Tabaks zu begegnen. Der Gesetzgeber wird daher Mittel und Wege finden müssen, um unter diesen Umständen entschlossen dafür zu sorgen, daß zumindest der nichtrauchende Teil der Bevölkerung über unverbindliche Empfehlungen hinaus wirksamer als bisher vor den zusätzlichen Schadstoffbelastungen durch

„Raucherabgase“ geschützt wird. In diesem Sinne geht es nicht um die emotionale Verurteilung der Raucher, sondern — wissenschaftlich fundiert! — um die generelle Förderung des Nichtrauchens als einer Lebensform, die den Arbeits- und Lebensbedingungen in der sozialistischen Gesellschaft optimal entspricht.

Literatur

1. UNESCO — Kurier **11** (1970) Heft 5, S. 10 u. 14
2. Bahrmann, E. und D. Paun: Dtsch. Gesundheitswesen **29** (1974), Heft 43, S. 2017
3. refero med. Nr. 353 vom 10. 2. 75
4. U.S. Dep. Agriculture, foreign agriculture circular FT 5—74 (tobacco)
5. Nachr. Chem. Techn. **22** (1974), Nr. 17, S. 365
6. Borbely, F.: Umschau 1963, Heft 2
7. Cyran, W.: „Genuß mit oder ohne Reue?“, Rowohlt, Hamburg, 1968
8. WHO Chronicle **24** (1970), Nr. 8, S. 345

Geschwulstentstehung durch Rauchen

W. Gibel

Die Tatsache, daß Rauchen die Entstehung bestimmter Organkrebse maßgeblich begünstigt, ist auf Grund epidemiologischer, klinischer und experimenteller Untersuchungen weltweit anerkannt. Desweiteren ist Zigarettenrauchen ein wesentlicher Risikofaktor bei zahlreichen Erkrankungen wie z. B. Bronchitis, Emphysem, ischämische Herzerkrankungen sowie Erkrankungen des Gefäßsystems und kann so zu einer beträchtlichen Verkürzung der Lebenserwartung führen.

Rauchgewohnheiten und Mortalität

Die großen prospektiven Studien [1—4] belegen, daß

1. Zigarettenraucher eine 30—80% höhere Mortalität aufweisen als Nichtraucher,
2. die erhöhte Sterblichkeitsquote mit der Anzahl der gerauchten Zigaretten zunimmt,
3. die Mortalität um so größer ist, je früher mit dem Rauchen begonnen wurde, (Tabelle 1 [8])
4. die Mortalität bei inhalierenden Rauchern größer ist als bei nichtinhalierenden Rauchern,
5. Raucher von Zigarren und Pfeife gegenüber Nichtrauchern eine nur geringfügige Mortalitätserhöhung aufweisen, vorausgesetzt, daß diese nicht inhalieren. Bei übermäßigem Rauchen von Zigarre oder Pfeife oder bei Inhalieren wird die Mortalitätsrate gegenüber Nichtrauchern etwa 20—40% größer.

6. Zigarettenraucher, die das Rauchen einstellen, eine höhere Lebenserwartung haben als Raucher.

In einer in jüngster Zeit veröffentlichten prospektiven Studie über Rauchgewohnheiten in Japan werden die Resultate der früher gemachten Untersuchungen im Großen und Ganzen bestätigt. Die Mortalität japanischer Zigarettenraucher wird sowohl bei Männern als auch bei Frauen um 22% höher angegeben als bei Nichtrauchern [5].

Tabelle 1. Mortalitätsverhältnis in Abhängigkeit vom Alter bei Rauchbeginn sowie der Anzahl der gerauchten Zigaretten [8]

Alter bei Rauchbeginn	Anzahl der täglich gerauchten Zigaretten				Alle Raucher
	1–9	10–20	21–29	40 und mehr	
US-Veteranen:					
Unter 20	1,60	1,89	2,16	2,45	1,98
20–24	1,40	1,72	1,87	2,23	1,72
über 25	1,15	1,50	1,47	1,11	1,39
Männer aus 25 Staaten:					
Unter 15	1,79	2,23	2,21	2,15	2,17
15–19	1,75	1,83	2,01	2,38	1,99
20–24	1,25	1,52	1,62	1,93	1,58
über 25	1,03	1,36	1,45	1,56	1,34

Lungenkrebs

Der Lungenkrebs ist vorwiegend das Produkt lokal wirkender, inhalierter, chemischer Kanzerogene. Demgemäß ist ein direkter Kontakt zwischen den Bronchialschleimhautzellen und den Kanzerogenen erforderlich, die durch den Luftstrom in die Atemwege gebracht werden. Der wesentlichste Risikofaktor in der Ätiologie des Lungenkrebses ist zweifellos das Inhalieren von Tabakrauch

(„Lungenrauchen“). Hierbei liegt die besondere Betonung auf der Rauchgewohnheit der Inhalation, denn nur dadurch kommt ein direkter Kontakt zwischen der Bronchialschleimhaut und den Tabakrauchkanzerogenen zu-

Tabelle 2. Gestorbene je 100000 der Bevölkerung gleichen Geschlechts an bösartigen Neubildungen des Larynx, der Trachea, des Bronchus und der Lunge (A 50/51 IKK 8. Bev.) nach ausgewählten Ländern 1970

Land	Rohe Sterbeziffern		Standardisierte Sterbeziffern		Standardisierte Sterbeziffern Verhältnis
	männl.	weibl.	männl.	weibl.	männl.: weibl.
BRD	64,5	9,1	72,4	7,5	9,7
ČSSR	84,5	9,2	99,8	8,6	11,6
DDR	76,0	7,9	76,0	5,9	12,9
England und Wales	107,2	21,9	116,6	17,7	6,6
Frankreich	53,5	6,7	59,2	5,5	10,8
Finnland	74,4	5,8	88,6	5,9	15,0
Italien	53,4	7,4	62,7	7,1	8,8
Japan	16,2	6,0	27,9	8,2	3,4
Niederlande	77,8	5,4	101,0	5,5	10,4
Österreich	79,6	11,5	84,9	8,9	9,5
Polen	38,5	6,6	56,1	7,4	7,6
Schweden	32,8	8,8	32,0	7,1	4,5
Schweiz	32,8	5,8	64,5	5,3	12,2
Ungarn	61,2	12,9	69,1	11,7	5,9

stande, was bei bloßem Mundrauchen („Paffen“) nicht der Fall ist. Mehr als 90% fluoreszierender Inhaltstoffe vom Tabakrauch werden bei der Inhalation in den Lungen retiniert [6].

In den meisten europäischen Ländern und in den USA ist der Lungenkrebs bei männlichen Krebskranken die häufigste Todesursache. Die Sterblichkeit ist hierbei in den einzelnen Ländern recht unterschiedlich (Tabelle 2), die Tendenz einer kontinuierlichen Zunahme jedoch überall gleich. Statistische Untersuchungen in den USA, Großbritanien, Dänemark und der BRD zeigen eine alljährliche Zuwachsrate bis zu 10‰. Männer erkranken viel häufiger als Frauen, wobei das Geschlechtsverhältnis zwischen 10 : 1 und 5 : 1 schwankt. In Ländern, in denen das Bronchialkarzinom relativ frühzeitig an Häufigkeit zunahm, ist die Differenz zwischen den Geschlechtern am geringsten. Mit einer Zunahme des Lungenkrebses bei Frauen ist in

Tabelle 3. Neuerkrankungen an bösartigen Geschwülsten der Bronchien und Lunge in der DDR

	absolute Zahlen					je 100000 der Bevölkerung				
	1956	1960	1966	1969	1971	1956	1960	1966	1969	1971
	3098	4296	5854	6583	6726	30,1	55,3	75,1	83,9	85,5
	443	557	708	801	868	4,5	5,8	7,6	8,7	9,4
insges.	3541	4853	6559	7384	7594	19,9	28,1	38,4	43,2	44,5

den nächsten Jahren insgesamt zu rechnen, zumal der Zigarettenkonsum bei Frauen in den letzten 30 Jahren steil angestiegen ist. Aus einigen Statistiken, u. a. auch aus der Morbiditätsstatistik der DDR wird die Zunahme des Lungenkrebses bei Frauen deutlich erkennbar (Tabelle 3).

Beziehung zwischen Lungenkrebsmortalität und Zigarettenrauch

Mehr als 30 retrospektive Studien aus 10 Ländern und 8 prospektive Studien aus Kanada, England, den USA und Japan zeigen, daß das Risiko, an einem Lungenkrebs zu erkranken, im direkten Zusammenhang mit der Anzahl der gerauchten Zigaretten steht [7, 8]. Bei starken Rauchern ist das Risiko, an einem Lungenkrebs zu erkranken, etwa 15—30 mal größer als bei Nichtrauchern. Hier besteht eine Dosis-Wirkungsbeziehung (Abbildung 1 [8]). Es darf jedoch nicht unerwähnt bleiben, daß die Versuche aus epidemiologischen Beobachtungen exakte Berechnungen anzustellen, um wieviel die Gefahr des Lungenkrebses in Relation zum Zigarettenkonsum zunimmt,

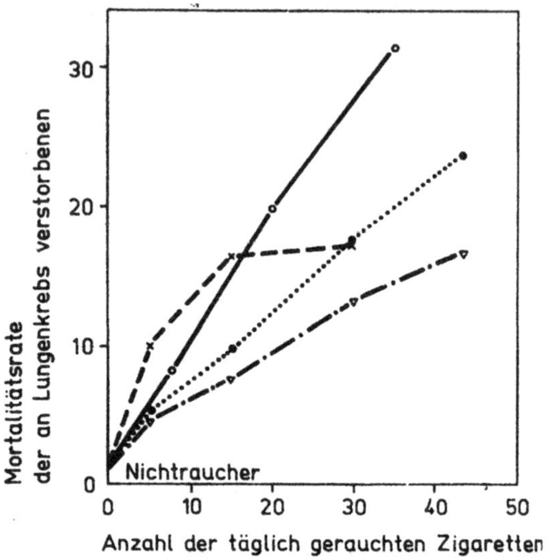

Abb. 1 Zigarettenkonsum und Lungenkrebsmortalitätsrate [8]

insgesamt mit Zurückhaltung zu bewerten ist, da die auch noch mitbeteiligten Umweltfaktoren, wie beispielsweise Berufsnoxen, Luftverunreinigungen etc. nicht sicher einkalkuliert werden können.

Aus den vorliegenden Untersuchungen wird weiterhin deutlich, daß das Risiko, zu erkranken, zunimmt, wenn der Rauch inhaliert wird, je tiefer inhaliert wird und je früher mit dem Rauchen begonnen wurde. Das Risiko ist aber auch abhängig von der Anzahl der Züge pro Zigarette sowie von der Zeit, in der die Zigarette zwischen den Zügen im Mund behalten wird.

Aus einer retrospektiven Studie geht hervor, daß das Rauchen von Filterzigaretten das Risiko an einem Lungenkrebs zu erkranken gegenüber dem Rauchen von ungefilterten Zigaretten vermindert. Filterlänge und Material spielen hier eine maßgebliche Rolle.

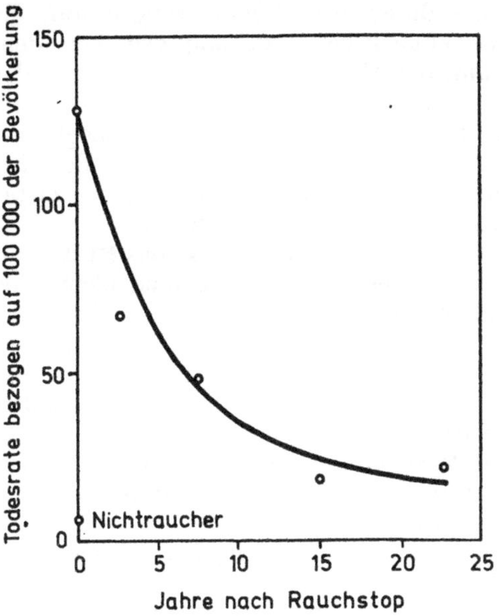

Abb. 2 Rückgang der Mortalitätsrate nach Rauchstop [8]

Die Gefahr, an einem Lungenkrebs zu erkranken, wird geringer, wenn das Rauchen eingestellt wird. Bei englischen Ärzten, die das Rauchen einstellten, war das Risiko nach 15 Jahren nicht viel größer als bei Nichtrauchern (Abb. 2 [8]).

Beweiskräftig sind auch histologische Studien von Auerbach et al. [9, 10] am Bronchialsystem von Rauchern und Nichtrauchern. Bei 785 Personen konnten an über 38 000 Gewebeschnitten folgende pathologische Veränderungen abgegrenzt werden:

a) Zunahme der Zellzahl, d. h. der Schichtdicke
b) Verlust der Zilien
c) Vorkommen atypischer Zellen, sog. Metaplasien.

Während bei Nichtrauchern diese Veränderungen extrem selten anzutreffen waren, wiesen alle Raucher ausnahmslos eine dieser drei Veränderungen auf. Es ergab sich eine eindeutige Beziehung zwischen dem Zigarettenkonsum, der Häufigkeit und der Schwere der pathologischen Veränderungen im Bronchialsystem. Echte Präkanzerosen waren in 11,4% der histologischen Schnitte bei starken Rauchern nachzuweisen. Bei ehemaligen Rauchern konnte eine Rückbildung der metaplastischen Veränderungen festgestellt werden.

Bei Zigarren- und Pfeifenrauchern ist das Risiko, an einem Lungenkrebs zu erkranken, bedeutend kleiner als bei Zigarettenrauchern. Dies erschien zunächst verwunderlich, zumal im Pfeifen- und Zigarrenrauch mehr Kanzerogene enthalten sind als im Zigarettenrauch. Das verminderte Risiko der Zigarren- und Pfeifenraucher wird damit erklärt, daß diese zumeist nicht inhalieren. Bei Pfeifen- und Zigarrenrauchern, die inhalieren, finden wir eine annähernd gleich hohe Lungenkrebsmortalität wie bei Zigarettenrauchern.

Bevölkerungsgruppen, die aus religiöser Überzeugung oder anderen Motiven nicht rauchen, wie z. B. die Methodisten, Adventisten, Mormonen erkranken sehr selten an einem Bronchialkarzinom und wenn, dann in einem Verhältnis Mann : Frau von 1 : 1.

Zum Mechanismus der Lungenkrebsentstehung durch Rauchen

Welche Komponenten des Tabakrauches im einzelnen für die kanzerogene Wirkung verantwortlich sind, konnte bisher noch nicht eindeutig geklärt werden. Man spricht deshalb allgemein von „Tabakrauchkanzerogenen“.

Während in früheren Jahren stets auf den maßgeblichen Anteil der kanzerogenen Kohlenwasserstoffe und speziell des 3,4-Benzpyrens bei der Tabakrauchkanzerogenese hingewiesen wurde, ergaben experimentelle Untersuchungen der letzten Jahre, daß die kanzerogene Wirkung von Zigarettenrauchkondensat nur zu einem Teil durch die Anwesenheit von aromatischen Kohlenwasserstoffen und N-heterozyklischen Kohlenwasserstoffen erklärt werden kann [11, 12].

Auf Grund biostatistischer Berechnungen kann die Tumoraktivität von Zigarettenrauchkondensat zu etwa 3% auf die Anwesenheit mehrkerniger Kohlenwasserstoffe zurückgeführt werden [13]. Es wird deshalb die Meinung vertreten, daß kanzerogene Kohlenwasserstoffe nur als Initialfaktor eine Rolle spielen und zahlreiche Kokanzerogene wie z. B. Phenole, Terpene, Epoxide, ungesättigte Laktone, Polonium^{60}, Nitrosamine u. a. für die geschwulstrealisierende Wirkung verantwortlich gemacht werden müssen.

Daß sicherlich noch weitere nicht identifizierte krebserzeugende und krebsfördernde Faktoren im Tabakrauch vorkommen, gilt als wahrscheinlich und sollte zu weiteren Untersuchungen anregen.

Alle diese früheren und neueren Beobachtungen gewinnen unter dem Aspekt einer synkanzerogenen Wirkung der einzelnen Komponenten eine besondere Bedeutung. Dabei sind nicht nur die chemische Struktur und die physikalisch-chemischen Eigenschaften dieser Verbindungen von Bedeutung, sondern auch ihre relative Konzentration zueinander und das Ausmaß der Wechselwirkung.

Tierexperimentelle Beweisführung

Die kanzerogene Wirkung kann experimentell sowohl mit Tabakrauch als auch mit Tabakrauchkondensat auf verschiedenen Geweben und bei mehreren Tierarten nachgewiesen werden. Auch nach intratrachealer Applikation

Tabelle 4. Ausgewählte Beispiele einer Erzeugung von Lungentumoren bei Laboratoriumstieren nach intratrachealer Applikation von im Tabak vorkommenden Kanzerogenen [14]

Dibenz(a,h)anthracen mit Olivenöl	Ratte	1949, NISKANEN (1949)
7,12-Dimethylbenz-(a)anthracen	Hamster	1958, DELLA PORTA et al. (1958)
Diäthylnitrosamin	Hamster	1962, DONTENWILL et al. (1964)
Benz(a)pyren in Tween-60	Hamster	1962, HERROLD and DUNHAM (1962)
7,12-Dimethylbenz-(a)anthracen in Mineralöl	Hamster	1965, GROSS et al. (1965)
Benz(a)pyren in Mineralöl	Hamster	1965, GROSS et al. (1965)
Chrysotil + Benz(a)pyren	Hamster	1965, MILLER et al. (1965)
Benz(a)pyren + Eisenoxid	Hamster	1965, SAFFIOTTI et al. (1965)
N-Nitroso-N-methyl-harnstoff	Hamster	1970, HERROLD (1970)
Methylcholanthren	Hamster	1970, LASKIN et al. (1970)
Benz(a)pyren + Tinte	Ratte	1970, SHABAD and PYLEV (1970)
Chrysotil + Benz(a)pyren in Tween-60	Hamster	1970, SMITH et al. (1966)
Methylcholanthren	Maus	1971, NETTESHEIM et al. (1971)
Methylcholanthren	Ratte	1972, SCHREIBER et al. (1972)
Benz(a)pyren	Hamster	1972, FERON (1972)
Chrysotil + Benz(a)pyren	Ratte	1972, PYLEV (1972)
Chrysotil + Benz(a)pyren	Ratte	1972, VOSAMÄE (1972)
7,12-Dimethylbenz-(a)anthracen	Ratte	1973, BLAIR et al. (1973)

zahlreicher chemischer Verbindungen, die zum Teil Bestandteile des Tabakrauchs sind, gelangt bei Laboratoriumstieren die Erzeugung von Geschwülsten der Lunge (Tabelle 4 [14]). Bis vor wenigen Jahren war es allerdings nicht möglich, Bronchialkarzinome bei Versuchstieren durch Inhalation von Zigarettenrauch zu erzeugen. Erst in jüngster Zeit konnte bei Hunden, denen durch ein Tracheostom 29 Monate lang täglich Tabakrauch inhaliert wurde, die Entwicklung typischer Bronchialkarzinome beobachtet werden. Hunde, die dieselbe Anzahl gefilterter Zigaretten oder die Hälfte ungefilterter Zigaretten über dieselbe Zeitspanne durch das Tracheostom rauchten, entwickelten keine Karzinome, zeigten jedoch ausgeprägte metaplastische Veränderungen im Bronchialsystem [15].

Goldhamster, die in einer umstrittenen Inhalationsstudie Zigarettenrauch ausgesetzt waren, entwickelten Larynx-Karzinome [16]. Dieser Versuch macht deutlich, daß auch der Passivraucher einer gesundheitlichen Gefährdung ausgesetzt ist.

Zum Passivrauchen

Bis vor kurzem glaubte man, daß das Passivrauchen für den Nichtraucher nur eine mehr oder weniger starke Belästigung darstellt. Dem ist aber nicht so. Mehrfach bestätigte Befunde besagen, daß der Nebenstrom der Zigarette, dem der Passivraucher ausgesetzt ist, wesentlich reicher an Kanzerogenen und anderen toxischen Stoffen (Pyridine, Phenole, Amoniak usw.) ist als der Hauptstrom. So enthält der Nebenstrom etwa die 3-fache Menge an 3,4-Benzpyren als der Hauptstrom, den der Raucher selbst einatmet [17]. Die oft vertretene Ansicht, Passivraucher seien nicht gefährdet, ist deshalb unzulässig [18].

Keinesfalls darf aus dem bisher Gesagten nun abgeleitet werden, daß die Luftverschmutzung durch Auspuffgase oder industrielle Abfallprodukte für die Entstehung des Bronchialkarzinoms völlig bedeutungslos wären.

Hierfür spricht die Tatsache, daß in Städten eine höhere Lungenkrebsmortalitätsrate gefunden wird als auf dem Lande [6]. Die Stadt-Land-Differenz ist bei Zigarettenrauchern dabei größer als bei Nichtrauchern.

In besonderen Fällen können auch beruflich bedingte Luftverunreinigungen und radioaktive Strahlung bei der Entwicklung von Lungenkrebs eine Rolle spielen. Besonders gefährdet sind Beschäftigte beim Umgang mit Arsen, Nickel, Asbesten, Chromaten, polyzyklischen Kohlenwasserstoffen, Senfgas, Dichlordimethyläther, Chlormethylmethyläther sowie ionisierenden Strahlen [19—25]. Das Risiko der in diesen Industriezweigen beschäftigten Arbeiter, an einem Lungenkrebs zu erkranken, wird noch größer, wenn diese Raucher sind.

Insgesamt muß man jedoch feststellen, daß diese Umweltfaktoren im Vergleich zum Rauchen für die Genese des Bronchialkarzinoms geringer zu bewerten sind.

Zur Frage der individuellen Anfälligkeit gegenüber dem Lungenkrebs

Eines der scheinbaren Argumente, die das Rauchen als vertretbar erscheinen lassen, stützt sich u. a. darauf, daß nicht alle starken Raucher mit dem gleichen Risiko belastet sind, an einem Lungenkrebs zu erkranken. Neuerdings beginnt die Entwicklung einer rationalen Basis zur Frage, ob die Anfälligkeit gegen Lungenkrebs einer genetischen Variabilität unterliegt [26]. Die Untersuchungen gehen von der Beobachtung aus, daß gewisse Kanzerogene mittels am endoplasmatischen Retikulum lokalisierter Enzyme metabolisiert werden können. Hierbei konnte man einen Enzymkomplex mit mischfunktioneller Oxidasewirkung (Aryl-Hydrocarbon-Hydroxylase — kurz AHH bezeichnet) nachweisen. Dieser Enzymkomplex konnte aus Lungenmakrophagen und auch aus Lymphozyten gewonnen werden und ist in der Lage, polyzyklische aromatische Kohlenwasserstoffe in die chemisch reaktive Wirkform zu überführen. Die Induzierbarkeit zeigt hierbei genetische Variabilität bei bestimmten Mäusestämmen und geht mit der durch Methylcholanthren induzierten Sarkomwirkung bei Mäusen parallel. KELLERMANN und Mitarbeiter [27—29] untersuchten den möglichen Zusammenhang zwischen der Induzierbarkeit dieses Enzyms und der Häufigkeit des Auftetens von Bronchialkarzinomen. Es zeigte sich, daß die Lymphozytenkulturen von 50 untersuchten Patienten mit Bronchialkarzinomen sich in drei Kategorien bezüglich der Induzierbarkeit des Enzyms AHH einteilen ließen; 4% der Kulturen waren wenig und 60% bzw. 30% waren mittelstark bzw. stark induzierbar. Aus diesem Ergebnis und der Tatsache, daß bei der Kontrollgruppe 45% in die Kategorie „wenig induzierbar" fielen, schlossen die Autoren, daß die Anfälligkeit gegen Erkrankungen an Bronchialkarzinom mit einer höheren Induzierbarkeit des Enzyms AHH in Zusammenhang steht [29]. Es wird für möglich gehalten, daß Raucher, welche einem höheren Risiko unterliegen, später ein Bronchialkarzinom zu bekommen, auf diese Weise identifiziert werden können.

In der veröffentlichten Form sind diese Ergebnisse bisher als Denkanstoß zu betrachten, da Kritik an der Auswahl der Patientengruppen geübt werden muß [26]. Prospektive Langzeitstudien über die AHH-Werte an einer großen Bevölkerungszahl sollten zur Klärung dieser Fragen durchgeführt werden.

Weitere durch Rauchen bedingte Organkrebse

Neben dem Lungenkrebs haben auch andere Organkrebse, wie klinische und epidemiologische Studien zeigen, eine eindeutige Beziehung zum Rauchen. So kommen Karzinome der Mundhöhle, des Larynx, Pharynx und des Oesophagus bei Rauchern signifikant häufiger vor als bei

Nichtrauchern. Auch im Terry-Report „Smoking and Health" werden die möglichen Zusammenhänge zwischen Tabakverbrauch und oben erwähnter Organkrebse zur Darstellung gebracht, wobei allerdings betont wird, daß hier der Tabak sicherlich ein geringeres Risiko darstellt als bei der Entstehung des Lungenkrebses [30—32].

Von einigen Autoren wird Zigarettenrauchen auch als ursächlicher Faktor bei der Entstehung des Blasenkrebses diskutiert [33]. Lilienfeld [34] berichtet 1956 erstmals über diesen Tatbestand. Auch Lockwood [36] fand in einer gutfundierten Studie eine statistisch signifikante Häufung von Blasenkarzinomen bei Rauchern. Lea [35] ging in seinen statistischen Untersuchungen von der Überlegung aus, daß in Ländern mit hoher Bronchialkarzinommorbidität auch das Blasenkarzinom gehäuft vorkommen müsse, was sich zum Teil auch bestätigte.

Als Ursache für die Häufung von Blasenkrebs bei Rauchern wird eine vermehrte Ausscheidung kanzerogener Abbauprodukte in die Blase angenommen. Auch eine Hemmung des Tryptophanabbaues wird diskutiert, zumal einige Tryptophanmetaboliten im Tierversuch kanzerogen wirksam sind [37].

Auch Wynder beschäftigte sich mit dem vermehrten Auftreten von Papillomen und Krebs der Harnblase bei Rauchern und fand das Harnblasenkarzinom bei Zigarettenrauchern 4mal häufiger, bei Zigarren- und Pfeifenrauchern 3mal häufiger als bei Nichtrauchern [37].

Ein relatives Risiko wird auch zwischen Rauchen und der Entstehung des Pankreaskarzinoms angenommen. Dieses beträgt beim täglichen Rauchen von 1—10 Zigaretten das Doppelte, bei 11—20 Zigaretten das 3 fache und bei mehr als 30 Zigaretten das 4,5 fache gegenüber Nichtrauchern [37, 38]. Ein Kombinationseffekt mit Alkohol muß bei letztgenanntem Organkrebs in Erwägung gezogen werden.

Möglichkeiten einer Prophylaxe

Unter den Umweltfaktoren, die die menschliche Gesundheit bedrohen, ist das Rauchen von Tabakprodukten eines der bedeutsamsten. Aus dieser Tatsache ergibt sich zwangsläufig die Forderung nach intensiven präventivmedizinischen Maßnahmen, will man nicht in Kauf nehmen, daß die durch Tabakprodukte hervorgerufenen und begünstigenden Erkrankungen weiterhin zunehmen, zumal der Prokopfverbrauch an Zigaretten in fast allen Ländern alljährlich ansteigt. So betrug z. B. der Prokopfverbrauch in der DDR im Jahre 1970 1257 Zigaretten während er 1973 bereits auf 1354 angestiegen war. In der BRD wurden 1974 Tabakerzeugnisse im Gesamtwert von 15,5 Milliarden DM abgesetzt. Das sind 273 Mio. DM oder 1,8% mehr als im vorangegangenen Jahr.

Von einer WHO-Expertengruppe „Smoking and its Effects on Health“ [8] wurde zwecks Verbesserung der gegenwärtigen Situation folgendes empfohlen:

1. Frühzeitige Aufklärung der Jugendlichen über die möglichen Gesundheitsschäden durch Rauchen, um zu erreichen, daß diese nicht erst von der Zigarette verführt werden. Wegen der erhöhten Proliferationspotenz des Gewebes im jugendlichen Alter erscheint dieser Schritt zur Senkung von Morbidität und Mortalität besonders wichtig. Betrachtet man die Statistiken über den Rauchbeginn in den einzelnen Ländern, so wird die Forderung, sich vorrangig mit den Jugendlichen zu beschäftigen, deutlich [39]. So rauchen beispielsweise in Belgien 11% der Jugendlichen zwischen 11–12 Jahren, 30% zwischen 13–14 Jahren, 50% zwischen 15–16 Jahren und 65% über 18 Jahren. In der DDR rauchen nach einer Erhebung an mehreren Schulen bei männlichen Jugendlichen mit 14 Jahren 48%, mit 15 Jahren 57% und mit 16 Jahren 71%!

Diese erschreckenden Zahlen werden in den meisten Ländern Europas vermutlich annähernd identisch sein.

Es erhebt sich daraus die Forderung eine systematische Gesundheitserziehung bereits im Vorschulalter zu beginnen, die dann in der Schule fortgesetzt werden muß. Erschwert wird der Erfolg dieses Vorhabens leider durch die Tatsache, daß die Kinder und Jugendlichen in einer Welt rauchender Erwachsener leben, die ihnen als negatives Beispiel dienen.

2. Verstärkter Einsatz der im Gesundheitswesen Tätigen bei den Antirauch-Kampagnen. Verständlicherweise macht jeder, der im Gesundheitswesen tätig ist und raucht eine erfolgreiche Aufklärung gegen das Rauchen fraglich. Den Ärzten wird im Zusammenhang mit einer sinnvollen Gesundheitsaufklärung ihrer Patienten folgendes Minimal-Programm empfohlen:

   a) Gleichgültig, weshalb die Patienten den Arzt konsultieren, sind diese nach ihren Rauchgewohnheiten zu befragen.
   b) Allen Patienten sind die Gefahren des Rauchens und die für sie erwachsenden Vorteile eines Rauchstops zu erläutern.
   c) Die Patienten sind über die Möglichkeiten einer Raucherentwöhnung zu informieren.
   d) Kein Arzt sollte in der Öffentlichkeit rauchen und soll sich bei jeder nur möglichen Gelegenheit gegen das Rauchen aussprechen.

   Dieses Minimal-Programm sollte allen Ärzten, gleichgültig ob sie in Krankenhäusern oder in der Praxis tätig sind, zeitlich zugemutet werden.

3. Verstärkte Information der Erwachsenen über die Tabakschäden durch Einsatz aller Massenmedien. Hierzu gehören auch die warnenden Hinweise über die

Gefährlichkeit des Rauchens auf den Zigarettenpackungen sowie die Angaben über Teer- und Nikotingehalt der Zigaretten.

4. Reduzierung der gesundheitsschädigenden Stoffe in der Zigarette. Die Bestrebungen der Tabakindustrie müssen verstärkt werden, um durch intensive Forschung dem nicht zu belehrenden Raucher Tabakprodukte in die Hand zu geben, die „sicherer" — eine ganz sichere Zigarette wird es wohl nie geben — sind als die heute im Handel befindlichen. Dabei muß vor allem an eine mögliche Reduktion des Kondensat-(„Teer"-)Gehaltes gedacht werden. Neben der Suche nach neuen Kanzerogenen und deren mögliche Reduzierung sollte man auch den bronchotoxischen Stoffen, die für die Ziliartoxizität und den Umbau des Zylinderepithels zum Plattenepithel ausschlaggebend sind, Aufmerksamkeit schenken, denn sie schaffen möglicherweise erst die Voraussetzung für die Einwirkung der Kanzerogene auf die Bronchialschleimhaut [6].

Um alle vorhandenen Möglichkeiten zur Prävention von Tabakschäden zu realisieren, sind — in anderen Beiträgen wird noch speziell darauf eingegangen — große Anstrengungen notwendig. Falls mit dieser Aufgabenstellung nicht eine Fachabteilung des Ministeriums für Gesundheitswesen beauftragt ist, wird es notwendig sein, in den einzelnen Ländern entsprechende Komitees oder Körperschaften zu gründen, die in enger Zusammenarbeit mit dem Ministerium für Gesundheitswesen und dem Volksbildungsministerium unter Mitarbeit der gesellschaftlichen Kräfte Programme zur Kontrolle und zur Verhütung von gesundheitlichen Schäden durch Rauchen vorbereiten, die Aktivitäten koordinieren und dafür Sorge tragen, daß die erarbeiteten Maßnahmepläne in die Praxis umgesetzt werden [8].

Literatur

1. DOLL, R., and A. B. HILL: **1** (1964), 1399, 1460
2. HAMMOND, E. C.: (1966) Smoking in relation to the death rates of one million men and women. In: Haenszel, W., ED., Epidemiological approaches to the study of cancer and other chronic diseases, Bethesda, Md. (Nat. Cancer Inst. Monogr., No. 19), p. 127
3. KAHN, H. A.: (1966) The Dorn study of smoking and mortality among US veterans: report on eight and one-half years of observation. In: Haenszel, W., ED., Epidemiological approaches to the study of cancer and other chronic diseases, Bethesda, Md. (Nat. Cancer Inst. Monogr., No. 19), p. 1
4. BEST, E. W. R.: (1969) A Canadium study of smoking and health, Ottawa, Department of National Health and Welfare
5. HIRAYAMA, T.: Prospective Studies on cancer epidemiology based on census population in Japan. In: Abstracts of the XIth International Cancer Congres, Florence, 20—26 Oct. 1974, Symposium 22
6. SCHMÄHL, D.: Dtsch. med. Wschr. 100 (1975) Nr. 17, S. 965—966
7. FLETCHER, C. M., and D. HORN: Smoking and Health, WHO Cronicle **24** (1970), 345—370
8. Smoking and its Effects on Health, Report of a WHO-Expert Committee, Technical Report Series 568 (1975)
9. AUERBACH, O., A. P. STOUT, E. C. HAMMOND and L. GARFINKEL: New Engl. J. Med., **267** (1962), 119
10. AUERBACH, O., E. C. and L. GARFINKEL: Cancer **25** (1970), 92
11. WYNDER, E. L., und D. HOFFMANN: Dtsch. med. Wschr. 88 (1963) Nr. 13, 623—628
12. WYNDER, E. L., and D. HOFFMANN: Cancer 24 (1969) 2, 289—301
13. WYNDER, E. L., and D. HOFFMANN: Tabacco and Tabacco Smoke, Academic Press New York, London 1967
14. KARBE, E., and J. F. PARK: Experimental Lung Cancer, Carcinogenesis and Bioassays, Springer-Verlag, Berlin-Heidelberg-New York (1974)
15. AUERBACH, O. et al.: Arch. environ. Hlth, **21** (1970), 754
16. DONTENWILL, W.: Conference on Inhalation Carcinogenesis Gatlinburg, U.S. Atomic Energy Commission 1970
17. SCHMIDT, F.: Münch. Med. Wschr. **113** (1971), 18, 702—705

18. Schmidt, F.: Münch. Med. Woschr. **115** (1973), 41, 1773–1778
19. Hueper, W. C.: Occupational and Environmental Cancer of the Respiratory System. Recent Results in Cancer Research. Vol. 3 (Springer: Berlin–Heidelberg–New York 1966).
20. Doll, R.: (1959) Brit. J. Industr. Med., **16** (1959), 181
21. Hueper, W. C., and Conway, W. D.: (1964) Chemical carcinogenesis and cancers. Springfield, III., Charles C. Thomas
22. Wada, S. et al.: J. Hiroshima med. Ass., **16** (1963), 788
23. Lundin, F. E., J. W. Lloyd, E. M. Smith, V. E. Archer and D. A. Holaday: Hlth Phys., **16** (1967), 571
24. Doll, R., R. E. W. Fisher, E. J. Gammon, W. Gunn, G. O. Hughes, F. H. Tyrer and W. Wilson: Brit. J. industr. Med., **22** (1965), 1
25. Konetzke, G. W.: Arch. Geschwulstforsch. **44**/1 (1974), 16–22
26. Schmidt, R.: Dtsch. med. Wschr. **99** (1974) 38, 1887–1888
27. Kellermann, G., E. Cantrell and C. R. Shaw: Cancer Res. **33** (1973), 1654
28. Kellermann, G., M. Luyten-Kellermann and C. R. Shaw: Humangenetik **20** (1973), 257; Amer. J. hum. Genet. **25** (1973), 327
29. Kellermann, G., C. R. Shaw and M. Luyten-Kellermann: New Engl. J. Med. **289** (1973), 934
30. Gibel, W.: Epidemiologische und experimentelle Untersuchungen zur Ätiologie und Morphologie des Oesophaguskarzinoms. Habilitationsschrift Berlin 1966
31. US Department of Health, Education, and Welfare (1967) The health consequences of smoking. A Public Health Service review: 1967, Washington, DC (Public Health Service Publication No. 1696); (a: p. 99–101; b: p. 106; c: p. 107; d: p. 104; e: p. 65; f: p. 60–64; g: p. 62; h: p. 66–69; j: p. 185)
32. Moore, C.: J. Amer. Med. Ass. 218 (1971) October 25
33. Cole, Ph., R. R. Monson, H. Haning and G. H. Friedell: New Engl. J. Med. **284** (1971), 129–134
34. Lilienfeld, A. M., M. L. Levin and G. E. Moore: Arch. Intern. Med. (Chicago) **98** (1956), 129–135
35. Lea, A. J.: Lancet I (1966), 590; zitiert von Werner, T. et al.: Med. Klinik **64** (1969) Nr. 4, S. 143–151
36. Lockwood, K.: Acta Path. Microbiol. Scand. 51: Suppl. 145: 1–166, 1961
37. Wynder, E. L.: Smoking in relation to cancer of pharynx,

larynx, esophagus, bladder and other sites, except lung. 3rd World Conference on Smoking and Health Juni 1975 New York.
38. US Department of Health, Education, and Welfare (1968) The health consequences of smoking. A Public Health Service review: 1967, Washington, DC (Public Health Service Publication No. 1696. Revised January 1968); (a: p. 34—37; b: p. 38—40; c: p. 103)
39. Survey on Smoking and Health in the European Region, 1974—75, WHO Regional Office for Europe,· Third World Conference on Smoking and Health New York.

Epidemiologie des Bronchialkarzinoms

H. Berndt[1])

Die Epidemiologie sucht nach den Faktoren und Bedingungen, welche die Häufigkeit von Krankheiten in der Bevölkerung fördernd oder hemmend beeinflussen. Sie leistet damit einen Beitrag zur Ursachenforschung und schafft wissenschaftliche Grundlagen für die Geschwulstbekämpfung [2]. Mit epidemiologischen Methoden werden Risikofaktoren gesucht, die als mögliche Teilursachen der Erkrankung verdächtig sind, um die Gefährdung zu vermindern, indem die Exposition beseitigt oder zumindest verringert wird (primäre Prävention). Ferner geht es darum, die Gruppen in der Bevölkerung zu identifizieren, welche durch ein hohes Erkrankungsrisiko ausgezeichnet sind, um vorsorgliche Betreuungsmaßnahmen, insbesondere zur Früherkennung des Krebses, rational und effektiv anzuwenden (sekundäre Prävention) [3].

In diesem Beitrag wollen wir

a) eine Übersicht über den gegenwärtigen Stand der Epidemiologie des Bronchialkrebses und

b) einige Informationen über die Verbreitung der Erkrankung in unserer Republik geben, um die gesundheitspolitische Bedeutung des Bronchialkrebses in das rechte Licht zu rücken.

---

[1]) Unter Verwendung von Teilen einer medizinischen Diplomarbeit von R. Berndt an der Medizinischen Akademie „Carl Gustav Carus", Dresden

1. Epidemiologische Beiträge zur Ätiologie des Bronchialkrebses

Folgende Beobachtungen sind wichtig:

1. Bronchialkrebs (BK) zeigt bedeutende geographische Differenzen der Häufigkeit [19]. BK ist in den entwickelten Industriestaaten relativ häufig, in ökonomisch wenig entwickelten Agrarstaaten selten. Die höchste Morbidität und Mortalität finden wir in Großbritannien [18]. Auch die DDR gehört zu den Ländern, in denen BK im internationalen Vergleich sehr häufig ist [5].
2. Übereinstimmend wird aus allen Ländern, welche über zuverlässige Statistiken verfügen, berichtet, daß BK stark an Häufigkeit zugenommen habe. Waren vor 80 Jahren sogar einzelne Erkrankungsfälle Gegenstand von Veröffentlichungen, weil BK selten beobachtet wurde, so nimmt er heute einen vorderen Platz unter den bösartigen Neubildungen ein [11].
3. Überall ist die Erkrankungsrate des männlichen Geschlechts viel höher als die der Frau, wobei das Geschlechtsverhältnis m : w zwischen 10 : 1 und etwa 5 : 1 schwankt. Je größer die Häufigkeit des BK, um so geringer ist die Differenz zwischen den Geschlechtern. In Ländern, in denen BK relativ frühzeitig an Häufigkeit zunahm, ist die Differenz der Gefährdung zwischen Mann und Frau geringer als in denen, wo BK erst neuerdings in den Vordergrund tritt [10, 19].
4. Auswanderer aus Ländern mit großer BK-Gefährdung haben im Aufnahmeland eine höhere Erkrankungs- und Sterberate als die Einheimischen, selbst wenn sie in jungen Jahren emigrieren. Das wurde besonders für Auswanderer aus Großbritannien nach Südafrika und Neuseeland demonstriert [9, 12].
5. Im allgemeinen ist die Erkrankung innerhalb eines

Landes in städtischen und industrialisierten Gebieten häufiger als in ländlichen Regionen [20].

6. Die Altersverteilung des BK ist charakteristisch. Im Gegensatz zu den meisten soliden Neoplasmen, deren Häufigkeit bis ins höchste Lebensalter ansteigt, fiel beim BK auf, daß scheinbar die sehr alten Menschen eine niedrigere Erkrankungsrate aufwiesen als die zwischen 50 und 65 Jahren. In der Tat ist dies eine vorübergehende Erscheinung, und immer mehr nähert sich die Altersverteilung des BK der anderer häufiger bösartiger Geschwülste. Offenbar handelt es sich um ein sogenanntes Kohortenphänomen [6].

   Das bedeutet: Von einer bestimmten Geburtsjahrgangsklasse an nimmt die Erkrankung stark zu und betrifft in eben dieser Kohorte (z. B. Angehörige einer 10-Jahre-Geburtsaltersklasse, etwa der von 1890—1895 geborenen Männer) zunächst die am stärksten Exponierten, welche in relativ jugendlichem Alter erkranken. Der Altersgipfel der Erkrankten liegt dann bei den 55—60jährigen, rückt aber in dem Maße, in dem die Kohorte insgesamt älter wird, ins höhere Alter vor. Wenn schließlich die Kohorte das Alter von 80—85 Jahren erreicht hat, entsteht die uns von anderen Geschwülsten bekannte, mit dem Lebensalter stark zunehmende Erkrankungsrate.

   BK ist ein sehr gutes Beispiel für ein solches Kohortenphänomen. Die erste stark gefährdete Kohorte sind die Männer, welche als jugendliche Erwachsene den ersten Weltkrieg durchgemacht haben.

7. Wenn wir die voranstehenden Beobachtungen werten, kommen wir zur Feststellung, daß BK ganz überwiegend durch von außen einwirkende Schadfaktoren verursacht sein muß. Es gibt keinen Grund zu der Annahme, daß das genetische Material der Bevölkerung plötzlichen und drastischen Änderungen unterliegt. Wir müssen also nach solchen Bedingungen suchen, die

– ungefähr in der Zeit des I. Weltkrieges in die menschliche Umwelt eingetreten sind;
– vorzugsweise Männer betroffen haben;
– anhaltend wirken, d. h. nicht nur in der Zeit des I. Weltkrieges, sondern bis heute andauernd vorhanden sind;
– in städtischen Regionen stärker oder früher oder anhaltender am Werke sind als auf dem Lande; und
– im jugendlichen oder jüngeren Erwachsenenalter einzuwirken beginnen.

8. Bei der Suche nach derartigen Faktoren kam man auf viele Denkmöglichkeiten, die ernster Nachprüfung jedoch nicht standhalten. Anscheinend sind Veteranen des I. Weltkrieges, die Lungenschäden durch Kampfgase erlitten haben, vermehrt gefährdet [8]. Diese Ereignisse erfüllen jedoch nicht die Anforderungen der Permanenz, d. h. des bis heute andauernden Wirkens auf die Bevölkerung.

9. Bei der Suche nach einem Faktor, der die unter [7] genannten Bedingungen erfüllt, kam man auch auf das Rauchen von Zigaretten. Schon vor etwa 50 Jahren demonstrierte PEARL [13] in den USA eine geringere Lebenserwartung für Raucher, und 1929 äußerte LICKINT [14] den Verdacht, das Inhalieren von Zigarettenrauch sei für die Zunahme des BK verantwortlich.

   Auf die Einzelheiten der Argumentation kommen wir zurück (s. Abschnitt 2.).

10. Es ist seit langer Zeit bekannt, daß BK durch professionelle Schadfaktoren verursacht werden kann. Das älteste Beispiel ist die „Lungenseuche", welche schon 1556 von BAUER in Joachimsthal (Jachymov) beschrieben wurde, später auch in Schneeberg im Erzgebirge. Es handelt sich um BK infolge Inhalation von Radiumemanation und radioaktivem Staub bei

den Bergarbeitern dieser Region. Auch Chromat, Nickel, Hämatit und — in neuerer Zeit zunehmend — Asbest sind als berufliche Noxen erkannt worden [13], welche aber für nicht mehr als 1—2% der BK verantwortlich sein dürften.

2. Argumente für die Verursachung des Bronchialkrebses durch Rauchen

Über die Mitwirkung des Rauchens an der Entstehung des BK ist sehr viel gestritten worden. Wir beschränken uns auf die wesentlichen Argumente.

1. Für das Zigarettenrauchen treffen die unter 1. [7] genannten Bedingungen zu. Obwohl Zigaretten schon viel länger bekannt waren, breitete sich das gewohnheitsmäßige Inhalieren von Zigarettenrauch erst während des I. Weltkrieges und bald danach allgemein aus, betraf zunächst jüngere Männer (Soldaten) und verbreitete sich in den Städten rascher als auf dem Lande.
2. Es besteht eine ziemlich straffe Korrelation zwischen Tabakkonsum (in der Hauptsache Zigarettenverbrauch) und Sterblichkeit an BK ungefähr 20 Jahre später. Das ist natürlich kein Beweis, aber doch ein Indiz.
3. In fast allen retrospektiven Studien, in denen der Tabakkonsum und insbesondere das Zigarettenrauchen bei BK-Kranken mit dem von Vergleichspersonen verglichen wurde, fand sich eine weitaus stärkere Exposition gegenüber inhaliertem Zigarettenrauch bei den BK-Patienten. Fast alle diese Studien weisen methodische Mängel auf, aber die Übereinstimmung der Ergebnisse kann nicht unbeachtet bleiben [20].
4. In sämtlichen prospektiven Studien wurde übereinstimmend gefunden, daß die Sterblichkeit der Raucher an BK höher war als die der Nichtraucher [20].

Obwohl auch diese Studien methodische Mängel aufweisen, kann man an ihnen nicht vorübergehen, da

— sie ein übereinstimmendes Ergebnis aufweisen;
— eine klare Beziehung zwischen Dosis und Effekt besteht (höhere Gefährdung starker Raucher);
— eine Beziehung zwischen Dauer des Tabakkonsums und Gefährdung nachzuweisen ist; und
— die Gefahr der Erkrankung an BK sinkt, wenn das Rauchen aufgegeben wird. Dieser Effekt tritt erwartungsgemäß nicht sogleich auf [10].

5. In Abhängigkeit von der Exposition (d. h. von Dauer und Höhe des Tabakkonsums) finden sich in den Bronchien von verstorbenen Menschen sämtliche Übergangsstufen von geringen Epithelatypien über das Carcinoma in situ bis zu multifokalen kleinen Karzinomen [1].
6. Der Übergang von Zigaretten ohne Filter zu Filterzigaretten mindert das Risiko der Erkrankung an BK [7]. Wir können das nicht anders deuten als so: Filter entfernen einen Teil der Kanzerogene aus dem inhalierten Zigarettenrauch und reduzieren dadurch die Gefahr. Dies ist eine nicht geplante epidemiologische Interventionsstudie, in der die Ausschaltung (bzw. Verminderung) des verdächtigen Faktors auch zur Minderung der Erkrankungshäufigkeit führt und somit den Beweis dafür liefert, daß der verdächtigte Faktor in der Tat ursächlich ist.

Die Argumente für die Tabaktheorie ließen sich vermehren — z. B. durch Angaben über den Nachweis anerkannter chemischer Kanzerogene im Tabakrauch oder durch Tierversuche — doch mag das Beweismaterial für unseren Zweck genügen. Es besteht — so scheint mir — kein Zweifel daran, daß Tabakrauchen — insbesondere das Inhalieren von Zigarettenrauch — eine wichtige Teilursache des BK ist, wahrscheinlich die wichtigste und ganz gewiß nicht die einzige.

Es ist hier nicht der Platz, auf Gegenargumente und andere, z. T. sehr interessante Theorien einzugehen, die sämtlich weniger gute Argumente für sich haben als die Tabaktheorie, sondern wir kommen zur praktischen *Folgerung*:

Tabakrauchen, vor allem das Inhalieren von Zigarettenrauch ist die wichtigste *vermeidbare* Ursache des BK. Unsere Bemühungen sollten dahin gehen, diese schädliche Gewohnheit in der Bevölkerung zu bekämpfen.

3. Verbreitung des Bronchialkrebses in der DDR 1962 bis 1970

Dank der 1952 eingeführten Meldepflicht für bösartige Geschwülste in der DDR sind wir über die Häufigkeit des BK in unserem Lande gut unterrichtet.

Im folgenden, letzten Abschnitt dieser Ausführungen wollen wir einige Angaben über die Häufigkeit des BK in Zeit und Raum innerhalb der DDR machen.

Es sei angemerkt, daß bei stark vom Lebensalter abhängigen Krankheiten — dies gilt für alle bösartigen Geschwülste — ein Vergleich der Erkrankungshäufigkeit zwischen verschiedenen Perioden in der gleichen Region (Bevölkerung) oder zwischen verschiedenen Regionen innerhalb eines geographischen Raums unzulässig ist, wenn nicht eine mathematische Korrektur des unterschiedlichen Altersaufbaus der verglichenen Populationen vorgenommen wird [17]. Alle Daten beziehen sich auf das männliche Geschlecht.

Zeitlicher Trend

Innerhalb der 9 Jahre von 1962 bis 1970 hat die Inzidenz (d. h. die Erkrankungshäufigkeit an BK auf 100000 der Bevölkerung unter rechnerischer Berücksichtigung des

Tabelle 1. Bösartige Neubildungen der Trachea, des Bronchus und der Lunge (IKK 162), DDR 1962–1970, männlich.

Inzidenz je 100000 der männlichen Bevölkerung nach Bezirken, altersstandardisiert auf „Europa-Bevölkerung" nach „Cancer Incidence in Five Continents" [11]

Nr. (1)	Bezirk (2)	1962–64 (3)	1965–69 (4)	1970 (5)	1962–70 (6)
1	Berlin	88,4	100,5	102,5	96,6
2	Cottbus	72,8	79,8	86,3	76,3
3	Dresden	62,7	72,4	81,3	70,8
4	Erfurt	50,4	61,9	55,2	53,0
5	Frankfurt	65,8	75,9	84,4	77,3
6	Gera	56,4	63,4	71,5	64,9
7	Halle	59,4	73,0	74,4	68,8
8	Karl-Marx-Stadt	63,4	73,7	78,8	70,7
9	Leipzig	72,8	81,3	76,8	78,5
10	Magdeburg	58,7	66,6	81,2	68,5
11	Neubrandenburg	51,1	71,9	83,9	66,0
12	Potsdam	65,7	78,5	93,5	75,7
13	Rostock	58,1	70,0	94,4	68,1
14	Schwerin	59,6	63,8	65,2	62,0
15	Suhl	46,8	55,5	65,2	53,5
	DDR	63,1	72,7	79,3	70,7

unterschiedlichen Altersaufbaus) an BK in der DDR stark zugenommen, nämlich von 63/100000 auf 79/100000 (s. Tabelle 1). Eine Zunahme ist in allen Bezirken der DDR festzustellen, jedoch in sehr unterschiedlichem Ausmaß.

Regionale Differenzen

Die Tabelle 2 zeigt, daß zwischen den Bezirken der DDR erhebliche Unterschiede in der Inzidenz an BK bestehen.

Setzen wir die Inzidenz in der DDR als 100, so betrug sie im Zeitraum 1962–1970 in Berlin, das die erste

Tabelle 2. Bösartige Neubildungen der Trachea, des Bronchus und der Lunge (IKK 162), DDR 1962–1970, männlich.

Regionale Unterschiede der Inzidenz je 100000 der männlichen Bevölkerung, altersstandardisiert auf „Europa-Bevölkerung" nach „Cancer Incidence in Five Continents" [11]. Die Inzidenz für die gesamte DDR in der betreffenden Periode ist gleich 100 Prozent gesetzt. Die Zahlen geben also die Inzidenz in dem betreffenden Bezirk für die bestimmte Periode in Prozent der DDR-Inzidenz an.

Nr. (1)	Bezirk (2)	1962–64 (3)	1965–69 (4)	1970 (5)	1962–70 (6)
1	Berlin	139,9	138,2	129,2	135,2
2	Cottbus	115,2	109,8	108,9	107,9
3	Dresden	99,4	99,5	102,5	100,1
4	Erfurt	79,8	85,1	69,7	74,9
5	Frankfurt	104,2	104,2	106,2	109,2
6	Gera	89,4	87,2	90,2	92,8
7	Halle	94,1	100,2	93,7	97,3
8	Karl-Marx-Stadt	100,2	101,2	99,3	100,0
9	Leipzig	115,2	111,9	96,9	110,9
10	Magdeburg	92,9	91,6	102,4	96,8
11	Neubrandenburg	81,0	98,8	105,8	93,3
12	Potsdam	104,1	107,9	117,9	107,1
13	Rostock	92,2	96,3	118,9	96,4
14	Schwerin	94,4	87,8	82,3	87,8
15	Suhl	74,3	76,3	82,3	75,7
	DDR (= 100%)	63,1	72,7	79,3	70,7

Stelle einnimmt, 135% und in Erfurt nur ca. 75%, d. h. die Varianz beträgt 60%.

Die Varianz zwischen den Bezirken ist innerhalb der 9jährigen Beobachtungszeit kaum geringer geworden. Dennoch sind Veränderungen eingetreten, die uns zum Nachdenken und vielleicht später zum Handeln veranlassen sollten.

Tabelle 3. Bösartige Neubildungen der Trachea, des Bronchus und der Lunge (IKK 162), DDR 1962—1970, männlich.

Zunahme der Inzidenz je 100000 der männlichen Bevölkerung, altersstandardisiert auf „Europa-Bevölkerung“ nach „Cancer Incidence in Five Continents“ [11].

In Spalte 3 ist die altersstandardisierte Inzidenz angegeben, die gleich 100 Prozent gesetzt ist. In Spalte 4—6 sind die Abweichungen von Spalte 3 in Prozent verzeichnet.

Nr. (1)	Bezirk (2)	1962—64 (3)	1965—69 (4)	1970 (5)	1962—70 (6)
1	Berlin	88,4	13,8	15,9	9,2
2	Cottbus	72,8	9,3	18,2	4,8
3	Dresden	62,7	15,2	29,8	12,9
4	Erfurt	50,4	22,9	9,6	5,2
5	Frankfurt	65,8	15,1	28,1	17,2
6	Gera	56,4	12,2	26,8	15,1
7	Halle	59,4	23,0	25,1	15,8
8	Karl-Marx-Stadt	63,4	16,2	24,2	11,8
9	Leipzig	72,8	11,8	5,2	7,8
10	Magdeburg	58,7	13,6	38,2	16,8
11	Neubrandenburg	51,1	50,5	64,1	29,1
12	Potsdam	65,7	19,3	42,2	15,1
13	Rostock	58,1	20,4	62,1	17,1
14	Schwerin	59,6	7,0	9,2	3,9
15	Suhl	46,8	18,6	39,2	14,2
	DDR	63,1	15,1	25,3	11,9

Berlin nimmt während des gesamten Zeitraums die erste Stelle ein. Die altersstandardisierte Inzidenz hat um etwas mehr als 9% zugenommen, setzen wir die Erkrankungsrate im Zeitraum 1962—1964 gleich 100 (Tabelle 3). In der DDR insgesamt stieg die Inzidenz um fast 12%. Im Bezirk Schwerin war die Inzidenz anfangs niedrig (94% des DDR-Durchschnittes) und stieg nur um annähernd 4%, blieb also fast konstant. Im Bezirk

Neubrandenburg dagegen, der ebenfalls durch anfangs niedrige Zugangsraten ausgezeichnet war (81% des DDR-Durchschnitts 1962—1964), stieg die Morbidität um mehr als 29%.

Ohne weiter auf diese Einzelheiten einzugehen, die der interessierte Leser den Tabellen entnehmen kann, ist die Folgerung erlaubt, daß

— innerhalb der DDR die exogene Gefahr der Erkrankung an BK große regionale Unterschiede aufweist;

— im Zeitraum von 1962—1970 eine geringe Angleichung erfolgt ist, d. h. bei anfangs starker Gefährdung ist die Steigerung überwiegend geringer als in Bezirken mit anfänglich geringer Gefährdung; und daß

— es auffällige Ausnahmen gibt, d. h. eine geringe Steigerung bei niedrigem Risiko in der ersten Periode oder auch hohe Steigerung bei anfangs hoher Gefährdung (z. B. Bezirk Frankfurt und Bezirk Potsdam).

Aus diesen Beobachtungen schließen wir, daß

— das Risiko einer Erkrankung an BK innerhalb der DDR unterschiedlich groß ist und zu verschiedenen Zeitpunkten eine Änderung erfuhr;

— ein Anstieg der Gefährdung nicht gesetzmäßig eintreten muß;

— dennoch insgesamt mit einer zunehmenden Inzidenz gerechnet werden muß; die

— durch Einwirkung von außen kommender Schadfaktoren bedingt ist; so daß sich die praktische Aufgabe ableiten läßt:

— nach Schadfaktoren in der menschlichen Umwelt innerhalb der DDR zu suchen, um diese zu eliminieren,

— energisch gegen den Tabakmißbrauch als wichtigste Teilursache des BK in unserem Lande anzukämpfen.

Zusammenfassung

Aus einer Übersicht zum gegenwärtigen Stand der epidemiologischen Kenntnisse und aus einer Analyse des zeitlichen Trends der Morbidität und ihrer regionalen Differenzen innerhalb der DDR ergibt sich die Folgerung, daß offenbar das Inhalieren von Zigarettenrauch eine sehr wichtige Teilursache des Bronchialkrebses beim Mann ist. Energische Bemühungen zur Reduktion der Exposition gegen Tabakrauch und anderer Inhalationsnoxen sind daher notwendig.

Literatur

1. Auerbach, O.: New Engl. J. Med. **256** (1957), 97–104
2. Berndt, H.: Dtsch. Ges.wes. **19** (1964), 985–991
3. Berndt, H.: Arch. Geschwulstforsch. **28** (1966), 28–42
4. Berndt, H.: Z. ärztl. Fortbg. **68** (1974), 1045–1048
5. Berndt, H., und R. Berndt: unveröffentlicht
6. Bignall, J. R. (Hrsg.): Carcinoma of the lung. Edinburgh: Livingstone 1958
7. Bross, I. D. J.: N.C.I. Monograph. **28** (1967), 35–38
8. Case, R. A. M., and A. J. Lea: Brit. J. prev. soc. Med. **9** (1955), 62
9. Dean, G.: Brit. med. J. II (1961), 1599–1605
10. Doll, R., and A. B. Hill: Brit. med. J. I (1964), 1399 u. 1480
11. Doll, R., C. Muir, and J. Waterhouse: Cancer Incidence in Five Continents Vol. II. Berlin/Heidelberg/New York: Springer Verlag 1970
12. Eastcott, D. F.: Lancet I (1956), 37–39
13. Hueper, W. C.: Occupational and environmental cancers of the respiratory system. Berlin/Heidelberg/New York: Springer Verlag 1966
14. Larson, P. S., and H. Silvette: Tobacco — experimental and clinical studies. Baltimore: Williams and Wilkins 1961
15. Lickint, F.: Z. Krebsforsch. **30** (1929), 349–365
16. Pearl, R.: The Rate of Living, Being an Acconnt of Some Experimental Studies on the Biology of Life Duration. New York: A. A. Knopf 1928

17. Pflanz, M.: Allgemeine Epidemiologie. Stuttgart: Thieme 1973
18. Roe, F. J. C., and M. A. Walters: Progr. exp. Tumor Res. 6 (1965), 126–227
19. Segi, M., M. Kurihara, and T. Matsuyama: Cancer mortality for selected sites in 24 countries. No. 1–5. Tohoku Univ. School of Medicine 1960–1069.
20. Smoking and Health. Report of the Advisory Committec to the Surgeon General of the Public Health Service. Princeton: Van Nostrand 1964.

Rauchen und Herz-Kreislauf-Krankheiten — Ergebnisse epidemiologischer Studien

W. Barth, S. Böthig und Ingrid Schneider

Weit über die Hälfte aller Männer — sowohl bei uns, als auch in anderen entwickelten Ländern — rauchen, die meisten davon sind Zigarettenraucher [3, 12]. Auch unter den Frauen gibt es heute einen hohen Prozentsatz von Raucherinnen. Vom Standpunkt der Statistik betrachtet wäre das Rauchen also eine durchaus „normale" Angelegenheit. Auf der anderen Seite haben in den letzten 25 Jahren zahlreiche epidemiologische Studien gezeigt, daß das Rauchen, insbesondere das Zigarettenrauchen, mit erheblichen Gefahren für Leben und Gesundheit verbunden ist. Das Zigarettenrauchen hat sich neben der Hypercholesterinämie und Hypertonie als einer der drei Hauptrisikofaktoren für die Entwicklung von arteriosklerotisch bedingten Herz-Kreislauf-Krankheiten (HKK) herausgestellt.

Welche Studien haben nun zu unseren heutigen Kenntnissen über die Beziehungen zwischen Rauchen und HKK geführt? In erster Linie waren es große analysierende Studien in den USA, in England und in Kanada. Dabei müssen wir zwischen zwei Arten — retrospektiven und prospektiven Studien — unterscheiden. Retrospektive Erhebungen haben eine Reihe methodischer Nachteile, die die Verallgemeinerbarkeit der Ergebnisse einschränken. Ich werde mich deshalb bei meinen Darlegungen in erster Linie auf die Ergebnisse von prospektiven Studien stützen. Dabei sind zwei Varianten zu unterscheiden. Einmal kann so vorgegangen werden, daß man, wie z. B. bei den großen Erhebungen von Hammond, Best und Kahn, zuerst die ausgewählten Bevölkerungsgruppen nach den Rauchgewohnheiten befragt und danach die Totenscheine der später Verstorbenen analysiert. Vorteile dieses Verfahrens sind: Es ist relativ einfach durchführbar, man kann sehr große Bevölkerungsgruppen erfassen und somit relativ schnell ein großes Zahlenmaterial erhalten.

Die Nachteile liegen vor allem in den Unsicherheiten der Totenscheindiagnosen und in der Beschränkung vorwiegend auf Mortalitätsangaben.

Bei den klassischen epidemiologischen Längsschnittstudien wie z. B. der Framingham- und Albany-Studie sowie dem sog. Pooling Project — einer Zusammenfassung dieser und weiterer epidemiologischer Herz-Kreislauf-Studien in den USA — werden die Probanden in regelmäßigen Abständen eingehend untersucht und befragt. Dieses Vorgehen ergibt präzisere Angaben und ermöglicht auch Aussagen über die Morbiditätsentwicklung. Es ist allerdings relativ aufwendig, so daß jeweils nur verhältnismäßig kleine Bevölkerungsgruppen erfaßt werden können.

Deshalb dauert es oft viele Jahre, bis für eine statistische Berechnung, besonders für einen Signifikanznachweis ausreichend Erkrankungsfälle aufgetreten sind. Dieser Nachteil kann allerdings durch das Zusammenlegen der Ergebnisse mehrerer gleichartiger Studien — wie z. B. beim Pooling Project — teilweise ausgeglichen werden.

Neben den rein beobachtenden Studien werden auch experimentelle — sog. Interventionsstudien — durchgeführt, bei denen der Risikofaktor Zigarettenrauchen in einer Bevölkerungsgruppe gezielt beeinflußt wird. Danach wird die Entwicklung von Herz-Kreislauf-Krankheiten in dieser Bevölkerungsgruppe ständig verfolgt und mit einer unbeeinflußten Kontrollgruppe verglichen. Solche Studien laufen zur Zeit in Schweden, Finnland und in den USA sowie als Gemeinschaftsprojekt in London, Warschau, Brüssel und Rom. Bei diesen Studien werden jedoch neben dem Rauchen gleichzeitig noch weitere Risikofaktoren berücksichtigt.

Zu dieser Kategorie der Interventionsstudien könnte auch die Studie mit den englischen Ärzten gerechnet werden. Diese Erläuterungen zur Methodik seien vorausgeschickt, um die Wertigkeit der folgenden Angaben jeweils entsprechend einordnen zu können.

Nun zu den Ergebnissen der epidemiologischen Studien im Einzelnen: Im Mittelpunkt des Interesses steht die ischämische Herzkrankheit (IHK), besonders ihre akute Form, der Herzinfarkt.

In den entwickelten Ländern sind heute 1/4 bis 1/3 aller Todesfälle bei Männern mittleren Alters auf diese Erkrankung zurückzuführen.

Tabelle 1. Zigarettenrauchen und Infarktmortalität

Zigaretten/Tag	Mortalitätsraten (Zahl der Todesfälle)
Nichtraucher	1,00 (27)
< 10	1,65 (34)
~ 20	1,70 (86)
> 20	3,00 (68)

Pooling Project (1970): 7427 Männer, 30—59 Jahre, Beobachtungszeitraum: 10 Jahre

Welchen Anteil daran hat das Zigarettenrauchen? Beim Pooling Project [13] betrug die Infarktmortalitätsrate der Raucher von täglich mehr als 20 Zigaretten nach 10 Jahren Beobachtungszeit das Dreifache der Nichtraucher, bis zu 20 Zigaretten pro Tag betrug sie noch reichlich das $1^{1/2}$-fache (Tabelle 1).

Hammond [9] fand ein Verhältnis der Infarktsterberate zwischen Nichtrauchern und starken Rauchern von etwa 1 : 1,7 bei Männern und bei Frauen von etwa 1 : 1,5 (Tab. 2). Bei einer Aufschlüsselung nach Altersgruppen zeigt sich, daß das relative Risiko eines tödlichen Infarktes bei jüngeren Rauchern besonders hoch ist, mit steigendem

Alter aber allmählich zurückgeht. Unter den 40—49jährigen Männern betrug die Infarktsterblichkeit der starken Raucher etwa das 4—5fache der Nichtraucher, während sie bei den 70—79jährigen nur noch auf das $1^{1/2}$fache gesteigert war. Bei den Frauen bestand der gleiche Trend. (Tab. 3)

Tabelle 2. Zigarettenrauchen und Infarktmortalität

Zigaretten/Tag	Mortalitätsraten Männer	Frauen
Nichtraucher	1,00	1,00
1—9	1,27	0,84
10—19	1,60	1,22
20—30	1,73	1,52
> 40	1,77	0,61
		(Infarkttodesfälle: 14819)

HAMMOND (1969): 358534 Männer und 445875 Frauen, 40 bis 79 Jahre, Beobachtungszeitraum: 6 Jahre

Auch das Alter bei Beginn des Rauchens und damit die Gesamtdauer des Rauchens hat einen deutlichen Einfluß auf die Infarktsterberate.

HIRAYAMA [11] fand bei einer großen japanischen Studie bei Personen, die nach dem 24. Lebensjahr mit Rauchen begonnen hatten, eine Steigerung der Infarktmortalität gegenüber Nichtrauchern um etwa 50% und bei denen, die vor dem 20. Lebensjahr begonnen hatten, um etwa 100% (Abb. 1). Ganz ähnliche Verhältnisse beobachtete HAMMOND [16]. Soweit einige Mortalitätsangaben.

Die Infarkt-Morbidität der Zigarettenraucher zeigt ganz ähnliche Verhältnisse. Bei der Framingham-Studie [15] betrug die Neuerkrankungsrate für Herzinfarkt bei den starken Rauchern nach 10 Jahren etwa das Zweifache der Nichtraucher und beim Pooling Project [13] war sie für

Herzinfarkt einschließlich plötzlicher Tod reichlich dreimal so hoch.

Zum Auftreten der Angina pectoris bei Rauchern gibt es unterschiedliche Angaben. Während bei der Framingham-Studie [22] selbst nach 16 Jahren die Angina pectoris-Neuerkrankungsrate bei den Rauchern nicht wesentlich

Tabelle 3. Zigarettenrauchen und Infarktmortalität Altersverteilung

Zigaretten/Tag	Mortalitätsraten				
	Männer				
	40–49	50–59	60–69	70–79	Jahre
Nichtraucher	1,00	1,00	1,00	1,00	
1–9	1,60	1,59	1,48	1,14	
10–19	2,59	2,13	1,82	1,41	
20–30	3,76	2,40	1,91	1,49	
> 40	5,51	2,79	1,79	1,47	
	Frauen				
Nichtraucher	1,00	1,00	1,00	1,00	
1–9	1,31	1,15	1,04	0,76	
10–19	2,08	2,37	1,79	0,98	
20–30	3,62	2,68	2,08	1,27	
> 40	3,31+	3,73	2,02+	–	
	(Infarkttodesfälle: 14819)				
	+: 5–9 Todesfälle				

Hammond (1969): 358534 Männer und 445875 Frauen, Beobachtungszeitraum: 6 Jahre

über derjenigen der Nichtraucher lag, fand Shapiro [21] bei der New Yorker Versicherungs-Studie annähernd eine Verdoppelung. Soviel zum Problem Zigarettenrauchen und Ischämische Herzkrankheit.

Eine weitere, sehr bedeutende Herz-Kreislaufkrankheit ist der Schlaganfall. Gibt es auch bei dieser Erkrankung Beziehungen zum Zigarettenrauchen?

HAMMOND [9] beobachtete bei starken Rauchern etwa doppelt so viel Schlaganfall-Todesfälle wie bei Nichtrauchern. Die Mortalitätsrate nahm auch hier im Schnitt mit steigender Zigarettenzahl zu. Das relative Risiko, an einem Schlaganfall zu versterben, war bei jüngeren Rauchern ausgeprägter als bei älteren. Die Raucherinnen zeigten höhere Mortalitätsraten als die Raucher (Tab. 4).

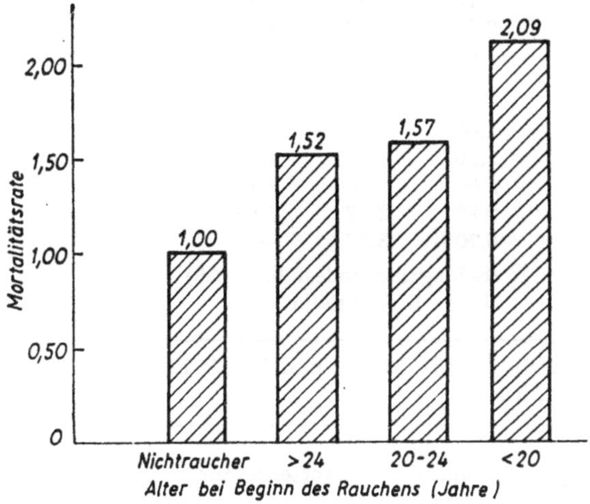

Abb. 1

Demgegenüber wurde in der Framingham-Studie nach 16 Jahren nur bei Männern eine deutliche Korrelation zwischen Zigarettenrauchen und Schlaganfall gefunden, nicht jedoch bei Frauen [16].

Auch die Gefahr, an einer Aortenruptur zu versterben, ist für einen Zigarettenraucher wesentlich größer als für einen Nichtraucher. HAMMOND [9] und KAHN [14] fanden übereinstimmend ein Ansteigen des Risikos mit der täglich gerauchten Zigarettenzahl auf das 5—8 fache bei mehr als 20 bzw. 40 Zigaretten pro Tag (Tab. 5).

Die engen Beziehungen zwischen Rauchen und peripheren, organischen, arteriellen Durchblutungsstörungen

Tabelle 4. Zigarettenrauchen und Schlaganfallmortalität

Zigaretten/Tag	Mortalitätsraten				
	Männer				
	40–49	50–59	60–69	70–79	Jahre
Nichtraucher	1,00	1,00	1,00	1,00	
1–9	2,79	1,95	1,30	0,95	
10–19	1,14	1,48	1,44+	0,92	
20–39	2,21	2,03	1,62	1,22	
> 40	1,64	2,40	1,72	0,68+	
	Frauen				
Nichtraucher	1,00	1,00	1,00	1,00	
1–9	1,50	1,26	1,26	0,83	
10–19	2,60	2,70	2,15	0,57+	
20–39	2,90	2,67	1,83	1,28	
> 40	5,70+	3,52+	—	—	
	(Schlaganfalltodesfälle: 4099)				
	+: 5–9 Todesfälle				

HAMMOND (1969): 358534 Männer und 445875 Frauen, Beobachtungszeitraum: 6 Jahre

Tabelle 5. Zigarettenrauchen und Aortenruptur

Zigaretten/Tag	Mortalitätsraten KAHN (1966)	HAMMOND (1969)
Nichtraucher	1,00	1,00
1–9	2,12	2,62
10–19	5,53	3,85
20–39	5,95	4,54
> 40	7,26	8,00
(Todesfälle:	491	337)
Beobachtungszeitraum:	$8^1/_2$	6 Jahre

sind bereits seit den Untersuchungen von Bürger Anfang des Jahrhunderts bekannt.

Bei der Framingham-Studie [17] zeigten die starken Raucher nach 16 Jahren dreimal mehr periphere, arterielle Durchblutungsstörungen als die Nichtraucher. Die Männer unterlagen auch hier einem größeren Risiko als die Frauen. Im allgemeinen treten die Zusammenhänge zwischen Risikofaktoren und Erkrankungen erst bei Längsschnittbeobachtungen deutlicher hervor. Die Beziehung Rauchen — periphere, arterielle Durchblutungsstörungen — sind jedoch bereits bei vielen Querschnittsstudien sichtbar.

So fanden auch wir in unserer Studie Berlin-Mitte [3] bei 50—54jährigen Männern unter den Rauchern etwa doppelt so viel Probanden mit Hinweisen für periphere, arterielle Durchblutungsstörungen als bei Nichtrauchern.

Auch bei der Baseler Studie, die sich speziell mit den peripheren Verschlußkrankheiten beschäftigt hat, waren unter den Patienten mit Durchblutungsstörungen signifikant mehr Zigarettenraucher als in der Normalgruppe [24].

Eine weitere für die Praxis sehr wichtige Frage besteht darin, ob sich nach dem Einstellen des Rauchens die Prognose für den Einzelnen wieder verbessert oder ob das hohe Risiko für die Entwicklung von Herz-Kreislauf-Komplikationen weiter bestehenbleibt.

Hammond [9] beobachtete, daß bei ehemaligen Rauchern die Infarkt-Mortalitätsrate bereits innerhalb des ersten Jahres nach Einstellen des Rauchens deutlich zurückging. Bei Personen, die vorher täglich bis zu 20 Zigaretten geraucht hatten, lag die Infarkt-Todesrate spätenstens 5 Jahre nach Einstellen des Rauchens nur noch um ca. 25% über dem Wert der Nichtraucher. Nach 10—20 Jahren gab es zwischen Nichtrauchern und ehemaligen Rauchern praktisch keine Unterschiede mehr. Bei den vormals stärkeren Rauchern von über 20 Zigaretten pro Tag war die Infarkt-Übersterblichkeit spätenstens nach 10 Jahren auf ca. 25% und nach über 20 Jahren auch praktisch völlig zurückgegangen. (Tab. 6)

In Framingham [6], wo zwischen 1948 und 1966 knapp 50% der Raucher und etwa 25% der Raucherinnen das Rauchen eingestellt haben, ging die Infarkthäufigkeit unter den ehemaligen Rauchern bei sonst unverändertem Risikofaktorenspektrum um die Hälfte zurück.

Tabelle 6. Einfluß des Einstellens des Zigarettenrauchens auf die Infarktmortalität/Männer

vorher geraucht:	1–19 Zigaretten/Tag		> 20 Zigaretten/Tag	
	Mortalitätsraten — (Infarkttodesfälle)			
Nie geraucht	1,00	(1841)	1,00	(1841)
z. Z. Raucher	1,90	(1063)	2,55	(2822)
eingestellt vor				
(Jahre) < 1	1,62	(29)	1,61	(62)
1–4	1,22	(57)	1,51	(154)
5–9	1,26	(55)	1,16	(135)
10–19	0,96	(52)	1,25	(133)
> 20	1,08	(70)	1,05	(80)

Hammond (1969)

Ganz ähnlich liegen die Verhältnisse bei bereits durchgemachtem Infarkt. Wilhelmson [25] berichtet im Rahmen der Göteborger Studie über 405 Herzinfarkte bei Rauchern. Bei den 231 Patienten, die nach dem Ereignis das Rauchen eingestellt hatten, lag bereits nach 2 Jahren die Reinfarktquote signifikant unter der von denen, die weiterrauchten. Die Mortalitätsrate betrug etwa die Hälfte der Weiterrauchenden.

Die gleiche Beobachtung machte Mulcahy [19] bei 149 Infarktpatienten, die er über 5 Jahre verfolgte. Bei den Weiterrauchenden betrug die Mortalitätsrate 34,5% und bei denen, die nach dem Infarkt aufgehört hatten, 17,6% – also die Hälfte. Unter den Patienten, die vor dem Infarkt schon Nichtraucher waren, gab es innerhalb der 5 Jahre nach dem Infarkt dagegen keinen Todesfall.

Wodurch ist dieses Phänomen zu erklären? Wenn die Auswirkungen des Rauchens auf die Infarkt-Morbidität und -Mortalität nur durch die verstärkte Koronarsklerose der Raucher bedingt wäre, dann könnte ein so relativ rascher Rückgang des Infarktrisikos nach Einstellen des Rauchens nicht ohne weiteres erklärt werden. Deshalb müssen neben dieser chronisch-wirkenden Schädigung noch unmittelbare Wirkungen des Tabakrauchens eine Rolle spielen. In erster Linie wird dafür eine verstärkte Katecholaminfreisetzung [23] angeschuldigt, die das Auftreten von Herz-Rhythmusstörungen — insbesondere von Kammerflimmern — begünstigt [1,7].

Alle bisherigen Aussagen bezogen sich auf das Zigarettenrauchen. Welche Auswirkungen hat nun das Zigarren- bzw. Pfeifenrauchen auf die Herz-Kreislauf-Mortalität?

Die großen prospektiven Studien von Hammond [8], Best [2] und Kahn [10] zeigten bei Zigarren- und Pfeifenrauchern nur gering erhöhte Mortalitätsraten gegenüber Nichtrauchern. Bei den klassischen epidemiologischen Studien, wie dem Pooling Project [13], wurden etwas höhere Werte gefunden. Die höchsten Mortalitätsraten für die ischämische Herzkrankheit fand Shapiro [21] mit einem Verhältnis Nichtraucher zu Pfeifen- bzw. Zigarrenraucher von etwa 1 : 1,8 (Tab. 7).

Das insgesamt jedoch nur mäßig erhöhte Risiko der Zigarren- und Pfeifenraucher wird vor allem darauf zurückgeführt, daß sie in der Regel nicht oder zumindest nur wenig inhalieren.

Natürlich wird auch gelegentlich über Studien berichtet, bei denen vorerst keine signifikante Korrelation zwischen Rauchen und Herz-Kreislaufkrankheiten gefunden werden konnte. Dabei handelt es sich meist um Untersuchungen bei kleineren Bevölkerungsgruppen und mit noch relativ kurzer Beobachtungszeit. Auch bei der bekannten 7-Länder-Studie wurde nach den ersten 5 Jahren lediglich bei der untersuchten USA-Bevölkerungsgruppe eine deutliche Korrelation zwischen Zigarettenrauchen und Infarkt-Mortalitätsrate gefunden.

Selbst in Finnland, dem Land mit der höchsten Infarkt-Todesrate, zeigte sich nach 5 Jahren noch keine signifikante Mehrsterblichkeit der Zigarettenraucher. Nach 10 Jahren betrug dann jedoch die Infarkttodesrate der Zigarettenraucher bereits das 1,7 fache der Nichtraucher [20].

Tabelle 7. Herz-Kreislaufmortalität bei Pfeifen- und Zigarrenrauchern

		Mortalitätsraten (Nichtraucher = 1,00)		
		HAMMOND (1958)	BEST (1966)	KAHN (1966)
	HKK	1,26	1,14	1,05
Zigarre	IHK	1,28	0,99	1,04
	CVK	1,31	1,28	1,08
	HKK	1,07	0,95	1,06
Pfeife	IHK	1,03	1,00	1,08
	CVK	1,23	0,85	1,09
	HKK	1.57	1,52	1,75
Zigarette	IHK	1,70	1,60	1,74
	CVK	1,30	0,88	1,52

HKK = Herz-Kreislaufkrankheiten
IHK = Ischämische Herzkrankheit
CVK = Cerebrovaskuläre Krankheiten

Ähnlich verlief übrigens die Entwicklung bei der Framingham-Studie, wo auch erst nach 8 Jahren signifikante Unterschiede sichtbar wurden.

Überraschend war bei den 5-Jahres-Ergebnissen der 7-Länder-Studie auch, daß die Rauchgewohnheiten in den untersuchten Bevölkerungsgruppen und die Neuerkrankungsraten an ischämischer Herzkrankheit keine Parallelität zeigten. Die Japaner rauchten am stärksten und hatten trotzdem mit die niedrigste Morbiditätsrate. Dabei muß man berücksichtigen, daß bei der untersuchten Bevölkerungsgruppe in Japan, aber auch in Griechenland und Jugoslavien die anderen Hauptrisikofaktoren Hypercholesterinämie und Hypertonie sehr wenig verbreitet waren. Offenbar wirkt sich also das Zigarettenrauchen besonders dort so gravierend auf die Infarkt-Morbidität und -Mortalität aus, wo — wie bei uns in der DDR — auch die anderen Hauptrisikofaktoren und damit die Koronarsklerose stärker verbreitet sind. Soweit die wichtigsten Ergebnisse epidemiologischer Studien zur Frage Rauchen und Herz-Kreislaufkrankheiten. Zusammenfassend können wir also folgendes feststellen:

1. Zahlreiche epidemiologische Studien haben eine enge Korrelation zwischen dem Zigarettenrauchen und dem Auftreten von Herzinfarkt, Schlaganfall und peripheren, organischen, arteriellen Durchblutungsstörungen gezeigt.
2. Bei Männern ist das Risiko, an einem Herzinfarkt oder einem Schlaganfall zu versterben, bei den Zigarettenrauchern etwa doppelt so groß wie bei den Nichtrauchern.
3. Jüngere Raucher sind relativ stärker gefährdet als ältere.
4. Das Risiko steigt mit der täglich gerauchten Zigarettenzahl und ist um so höher, je früher mit dem Zigarettenrauchen begonnen wurde.
5. Das Einstellen des Zigarettenrauchens führt zu einem deutlichen Rückgang des vorher erhöhten Infarktrisikos.
6. Das Zigarettenrauchen führt sowohl allein und unabhängig als auch potenziert durch die anderen beiden Hauptrisikofaktoren Hypercholesterinämie und Hypertonie zu einer erhöhten Morbidität und Mortalität an ischämischer Herzkrankheit.

7. Die meisten epidemiologischen Studien zeigen für Pfeifen- und Zigarrenraucher eine nur mäßig erhöhte Infarkt- und Schlaganfall-Mortalität.

Nach dem Ergebnis der Herzinfarktregister in Berlin, Erfurt und Pasewalk müssen wir in der DDR jährlich mit etwa 25000 frischen Infarkten rechnen. Etwa 15000 davon gehen innerhalb von 4 Wochen tödlich aus (4). Ähnliche Verhältnisse liegen beim Schlaganfall vor [5]. Obwohl bei der Entwicklung von Infarkt und Schlaganfall neben dem Zigarettenrauchen auch andere Risikofaktoren eine wesentliche Rolle spielen, so dürfte doch das Zigarettenrauchen jährlich vielen tausend Bürgern der DDR vorzeitig Leben und Gesundheit kosten. Damit verbunden sind nicht nur großes persönliches Leid, sondern auch hohe Verluste für die ganze Gesellschaft. Und dabei handelt es sich nicht um ein schicksalshaftes, unabwendbares Übel, sondern letztlich um etwas durchaus Vermeidbares.

Die Lösung dieses Problems ist heute eine vordringliche Aufgabe der präventiven Medizin. Dabei dürfen entsprechende Aktivitäten jedoch nicht nur auf das Gesundheitswesen beschränkt bleiben; sie müssen im gesamtgesellschaftlichen Rahmen erfolgen.

Bis wir befriedigende Ergebnisse auf diesem Gebiet erreicht haben werden, wird noch ein weiter Weg zurückzulegen sein und es werden noch viele subjektive und objektive Hemmnisse überwunden werden müssen. Aber wir sind sicher, daß sich letzten Endes die Vernunft durchsetzen wird.

Literatur

1. Balazs, T., S. Ohtake u. a.: Physiology **19** (1) (1964), 40
2. Best, E. W. R.: Canadian Study of Smoking and Health, Ottawa, Department of National Health and Welfare (1966), 137
3. Böthig, S.: Promotion B-Arbeit, Berlin, 1974

4. Böthig, S., I. Schneider, H. Schädel, J. Knappe, C. Markgraf und J. Weirich: Dtsch. Ges.wesen **27** (1972), 1501
5. Eisenblätter, D., K. Zillmann, W. D. Hausding u. a.: Dtsch. Ges.wesen **29** (1974), 2478
6. Gordon, T., D. McGee, W. B. Kannel and T. R. Dawber: CVD Newaletter No. 16, (1974) 18 (Conference on CVD Epidemiology, San Diego, 1974)
7. Greenspan, K., R. E. Edmands, S. B. Knoebel and C. Fisch: Archives of International Medicine **123** (6) (1969), 707
8. Hammond, E. C., and D. Horn: Journal of the Am. Med. Association **166** (10) (1958), 1159
9. Hammond, E. C. and C. Garfinkel: Archives of Environmental Health **19** (2) (1969), 167
10. Hammond, E. C.: Journal of the National Cancer Institute (**32** (5) (1964), 1161
11. Hirayama, T.: American Cancer Society's Fourteenth Science Writers Seminar, Clearwater Beach, Florida, März 1972
12. Hüttner, H., C. Kopske, B. Schmidt und G. Wiesner: Dtsch. Ges.wesen **27** (1972), 1999
13. Inter-Society Commission for Heart Disease Resouroes. Primary prevention ot the atherosclerotic diseases. Circulation **42** (6) (1970), A—54
14. Kahn, H. A.: In Haenszel, W.: Epidemiological Approaches to the Study of Cancer and Other Chronic Diseases. Bethesda, U.S. Public Health Service, National Cancer Institute Monograph No. **19**, (1966), 1—125
15. Kannel, W. B., W. P. Castelli and P. M. McNamara: In Wynder, E. L., D. Hoffmann: Toward a Less Harmful Cigarette. Bethesda, U.S., Department of Health, Education and Welfare, Public Health Service, National Cancer Institute Monograph No. **28**, (1968), 9—20
16. Kannel, W. B., T. Gordon, P. A. Wolf and P. M. McNamamara: Stroke **3** (4) (1972), 409
17. Kannel, W. B. and D. Shurtloff: Geriatrics **28** (2) (1973), 61
18. Keys, A.: American Heart Association Monograph Nr. 29, New York, 1970
19. Mulcahy, R., N. Hickey and M. Coghlen: Americ. Heart Assoc. Hewaletter No. **10** (1971), 9
20. Punsar, S.: Suomen Laakarilehti **26** (1/2) (1971), 27
21. Shapiro, S., E. Weinblatt, C. W. Frank and R. V. Sager: American Journal of Public Health and the Nation's Health **59** (6) (1969), 101 Supplement.

22. SHURTLEFF, D.: In KANNEL, W. B., T. GORDON: The Framingham Study. An epidemiological Investigation of Cardiovascular Disease. US. Department of Health, Education and Welfare, Public Health Service, National Institutes of Health, Washington, D.C., 1970, 35.
23. WESTFALL, T. C. and D. T. WATTS: Journal of Applied Physiology **19** (1) (1964), 40
24. WIDMER, L. K., G. HARTMANN und F. DUCHOSAL, S.-Ch. PLECHT: Dtsch. med. Wschr. **94** (1969), 1107
25. WILHELMSSON, C.-E., I. A. VEDIN, D. ELMFELDT, G. TIBBLIN and C. WILHELMSEN: CVD Epidemiology Newsletter No. 18 (1975) 29 (Conference on CVD Epidemiology, Tampa, 1975).

Tabakrauchen und kardiovaskuläre Erkrankungen

E. BAHRMANN und D. PAUN

Der Tabakschaden, seit Jahrhunderten bekannt, ist im Rahmen der automatisierten Zigarettenherstellung für die Volksgesundheit zu einer von Jahr zu Jahr zunehmenden Gefahr geworden.

Obwohl die hierfür beweisenden prospektiven Statistiken von HAMMOND und HORN [8] und HILL [3] bereits über 15 Jahre zurückliegen, wurden aus diesen Erkenntnissen nur wenig Konsequenzen gezogen. Aus der Fülle der vorliegenden Unterlagen sollen nur die interpretiert werden, die bei einer sachlichen Einstellung von jedem anerkannt werden müssen.

Bei den prospektiven Statistiken waren bis 1966 etwa 1,4 Millionen Personen, darunter auch 600000 Frauen erfaßt. Aus den 420000 Männern von HAMMOND [5] von 1964 wurden mit einem Computer 37000 sogenannte Statistikzwillinge ausgesondert, deren Paare in 19 Eigenschaften übereinstimmten, wie Alter, Beruf, Blutdruck, Wohnung in Stadt oder Land usw., und die sich nur dadurch unterschieden, daß sie entweder 20 Zigaretten täglich oder nichts rauchten. Bei einer Beobachtung über 34 Monate ergaben sich folgende hochsignifikante Unterschiede. Von den 37000 nichtrauchenden Statistikzwillingen starben 660, von den Rauchern 1280, also im Verhältnis 1:2. Die häufigste Todesursache war die Koronarsklerose mit Herzinfarkt, 300 bei den Nichtrauchern, 650 bei den Rauchern, also etwas mehr als das Doppelte. Der Koronartod steht mit 56 Prozent ganz im Vordergrund der Mehrsterblichkeit der Raucher, während das Bronchialkarzinom 14% ausmacht.

In späteren statistischen Untersuchungen ergab sich noch,

daß der Koronartod bei den Rauchern deutlich verfrüht eintritt — im Alter von 40—54 Jahren sterben daran auf 100 Nichtraucher bei den Männern 300 Raucher ab 10 Zigaretten. Bei den rauchenden Frauen sind es nur 200 [6].

Die Sterblichkeit der Raucher steigt bei Beginn des Rauchens vor dem vollendeten 15. Lebensjahr gegenüber einem Beginn nach dem 25. Lebensjahr auf 160%. Gegenüber den Nichtrauchern beträgt die Steigerung sogar 230% [5].

Bei der Koronarsklerose stellten Doll und Hill [4] an etwa 42000 englischen Ärzten fest, daß sich die Todesrate durch Koronarsklerose für die Zeit von 1961—1965 um 6% gegenüber 1953—1957 verminderte.

Die altersentsprechende Gesamtbevölkerung wies dagegen eine Zunahme von 10% auf. Anders als die Gesamtbevölkerung hatten aber die zu etwa 50 Prozent Zigaretten rauchenden Ärzte, beeindruckt durch den täglichen Anschauungsunterricht in dem stark rauchenden England, ihr Zigarettenrauchen zur Hälfte eingestellt, so daß jetzt nur noch ein Viertel der englischen Ärzte Zigaretten raucht.

Bei eigenen Untersuchungen [1, 2] von 600 Koronartodesfällen bei Männern starben 40% vor dem 65. Lebensjahr, bei den gleichzeitigen 400 Frauen waren es nur 20%.

Unter tausend laufenden verfrühten Todesfällen von Männern bis 65 Jahre im Krankenhaus Berlin-Friedrichshain fanden sich 300 Koronartodesfälle. Darüber hinaus mußten bei anderweitigen Todesursachen bei weiteren 140 Fällen koronarsklerotische Schwielen im Herzmuskel festgestellt werden. Daraus ergibt sich der eigentlich erschreckende Befund, daß bei uns die verfrüht vor dem 65. Lebensjahr verstorbenen Männer schon zu 44% einen Herzinfarkt hatten. Hierbei waren die Raucher hochsignifikant vermehrt.

Die Pharmakologie und Toxikologie des Tabakschadens ist besonders in den letzten 10 Jahren erfreulich gefördert worden. Der wesentliche Bestandteil der Zigarette, um derentwillen sie geraucht wird — Zigarre und Pfeife sind epidemiologisch unwichtig — ist das kreislaufaktive Nikotin, nach dem Zyankali eines der stärksten Gifte.

Die Kreislaufwirkungen sind besonders durch die Arbeiten des Physiologen KLENSCH [12, 13] fruchtbar unter dem Begriff der Alarmreaktion bzw. des Stress zusammengefaßt worden.

Das Nikotin führt zur Freisetzung der Katecholamine aus der Nebenniere mit allen ihren Folgen: Puls und Blutdruck steigen an, die Kerntemperatur erhöht sich bei Abkühlung der Haut, der Blutstrom zur Skelettmuskulatur wird verstärkt, ebenso die Auswurfleistung des Herzens.

In Watt berechnet, entspricht die Mehrarbeit des Herzens durch 20 Zigaretten am Tage 8 Stunden pausenlosen Radfahrens gegen leichten Wind. Zur Deckung des verstärkten Energiebedarfes werden die Brennstoffe aus dem Depots mobilisiert, und es kommt zu einer Erhöhung der freien Fettsäuren, der Lipoproteine, des Cholesterins und auch der Glukose im Blut. Da aber die Zigarette nur einen „blinden" Alarm auslöst und nur einen „stillen" Stress darstellt — der Raucher ruht im allgemeinen in seinem Sessel — wird ein guter Teil der zusätzlich mobilisierten Brennstoffe nicht verbraucht. Die freien Fettsäuren werden im Blut wieder zur Triglyceriden aufgebaut und begünstigen zusammen mit dem vermehrten Cholesterin, den Lipoproteinen und mit der zeitweiligen Hypertonie das Entstehen und Fortschreiten der Arteriosklerose mit besonderer Bevorzugung der Koronarien. Daß Lipide und Hypertonie Hauptfaktoren der Arteriosklerose darstellen, zeigen eindrucksvoll die Vergleiche der meist koronarsklerotisch bedingten tödlichen Herzinfarkte in der Nachkriegszeit mit verminderter Fetternährung und erniedrigtem Blutdruckwert gegenüber in Hamburg 1957 bereits übernormaler Fetternährung und starker Zunahme der Hypertonie mit einer Steigerung der tödlichen Herzinfarkte um das 30fache [15]. Nikotin führt aber nicht nur zur Freisetzung von Katecholaminen. Es reizt auch die Chemorezeptoren des Glomus caroticum, was ebenfalls zum Anstieg von Puls und Blutdruck führt. Über den Nucleus supraopticus wird aus der Hypophyse eine Ausschüttung von Vasopressin bewirkt, das ebenfalls auf Blutdruck und die Weite der Koronargefäße einwirkt [16]. Eindrucksvoll auch für jeden Laien ist die Nikotinwirkung auf die Blutgefäße der Haut.

Der blasse Teint verrät oft genug den Gewohnheitsraucher. Die Wiedererwärmung einer abgekühlten Hand wird durch eine Zigarette stark verzögert. Die Zigarette begünstigt entsprechend auch Erfrierungen der Gliedmaßen [14].

Neben der mit 56 Prozent der Mehrsterblichkeit der Raucher ganz im Vordergrund stehenden Koronarsklerose, werden noch zwei andere Gefäßprovinzen merkbar betroffen, die Hirngefäße sowie die Aorta mit ihren Hauptästen.

Etwa 8,5% der Apoplexien sind durch Embolien von Herzinfarkten mit ihrer deutlichen Beziehung zum Tabakschaden bedingt. Dies reicht aber nicht aus, um eine Vermehrung der Apoplexien in den Statistiken von HAMMOND und GARFINKEL [7] mit 200%iger Erhöhung in den Altersgruppen von 40—59 Jahren bei Rauchern zu erklären. Es liegt also offenbar ein besonderer Tabakschaden auch der Hirngefäße vor.

In der gleichen Arbeit von HAMMOND und GARFINKEL findet sich das Rauchaortenaneurysma im Rahmen der Aortensklerose, genau quantitativ abgestuft nach der Zahl der täglichen Zigaretten bis 8mal häufiger als beim Nichtraucher. Entsprechend häufig werden auch die Arteriae ilicae und femoralis befallen und liefern dem Gefäßchirurgen zunehmend Arbeit. Oft genug ist aber schon nach 2—4 Jahren doch eine Amputation der Beine erforderlich. Die Zahl der Beinamputationen der Bundesrepublik auf dem Boden einer Arteriosklerose wird auf etwa 10000 jährlich geschätzt.

Ein fast spezifischer Nikotinschaden ist die verhältnismäßig seltene juvenile Gangrän.

Schon 1886 wurde die jetzt bestätigte Vermutung geäußert, daß hier eine deutliche familiär gehäufte, angeborene Allergie gegen Tabakbestandteile vorliegt [17].

Weitere Nikotinwirkungen im Bereiche der Herz-Kreislauforgane sind die Zusammenballungen der Erythrozyten. Zusammen mit der Veränderung der Blutplättchen im Sinne einer erhöhten Klebrigkeit wird die Thrombenbildung begünstigt. Ein funktionell besonders empfindlicher Ort der Thrombenbildung sind die arteriosklerotisch veränderten, so lebenswichtigen Herzkranzgefäße, in denen eine verschließende Thrombose oft genug nur den Schlußstrich unter einen über Jahre gehenden arteriosklerotischen stenosierenden Intimaschaden darstellt [16].

Nicht zuletzt soll auf die Bedeutung der CO-Konzentration im Blut bei der Genese der Herz- und Kreislauferkrankungen, hervorgerufen durch Rauchen, eingegangen werden. Kohlenmonoxid spielt bei diesem Mechanismus eine bedeutende Rolle. Das Kohlenmonoxid, das ein viel größeres Bindungsvermögen für Hämoglobin aufweist als der Sauerstoff, beeinträchtigt den Sauerstofftransport in zweifacher Weise:

1. konkurriert es mit dem Sauerstoff an den Orten der Hämoglobinbindung und
2. steigert es das Bindungsvermögen des restlichen Hämoglobins für Sauerstoff, so daß in einer bestimmten Zeit eine kleinere Sauerstoffmenge an die Gewebe abgegeben wird.

Untersuchungen von Patienten mit Angina pectoris, die entweder Kohlenmonoxid oder Zigarettenrauch ausgesetzt waren, der einen vergleichbaren Kohlenoxid-Hämoglobinspiegel hervorrief, haben ein Absinken der durchschnittlichen körperlichen Belastung bis zum Einsetzen von Schmerzen ergeben. ((WHO) [20]).

Der Gesamtschaden der Zigarette läßt sich am besten

noch in 4 Zahlen fassen: Die Arbeitsunfähigkeitstage des Mannes sind bei 10 Zigaretten um 7% vermehrt, die der Frauen um 15%. Bei 20 Zigaretten haben die Männer 33% mehr Arbeitsunfähigkeitstage, die Frauen 60% [11].

Diese schwerwiegenden Zahlen sind schon lange bekannt, fanden aber bisher kaum Beachtung.

Literatur

1. Bahrmann, E.: Dtsch. Ges. Wes. **25** (1970), 1050–1051
2. Bahrmann, E.: Dtsch. Ges. Wes. **28** (1973), 920–923 u. 991–995
3. Bahrmann, E.: Dtsch. Ges. Wes. **29** (1974), 2017–2022
4. Doll, R., and A. B. Hill: British Medical Journal 1 (5396): 1460–1467, June 6, 1964, (zit. nach 19)
5. Hammond, E. C.: Nat. Cancer Inst. **32** (1964), 1161–1188
6. Hammond, E. C.: in Epidemiological Approaches to the Study of Cancer and Other Chronic Diseases, pp. 127–204, Editor: W. Haenszel, National Cancer Institute, Monograph 19, US Public Health Service Bethesda, Md., Jan. 1966
7. Hammond, E. C., and L. Garfinkel: Archives of Environmental Health **19** (1969), 167–182
8. Hammond, E. C., and D. Horn: J. Amer. med. Assoc. **166** (1958), 1159 u. 1294–1308
9. Hess, H.: Therapiewoche **19** (1963), (zit. nach Schmidt, F., Z. f. Allg. med.: Der Landarzt **48** (1972), 704–708)
10. Hochrein, M., und I. Schleicher: Herz-Kreislauferkrankungen Dr. D. Steinkopf, Darmstadt, Bd. I, 1959
11. Horn, D.: The Health Consequences of Smoking, in Smoking, Health and Behavior, edited by E. F. Borgatta and R. Evans, Chicago 1968, pp. 52–80
12. Klensch, H.: Arch. Kreisl.-Forschung **44** (1964), 1
13. Klensch, H.: Z. f. Kreisl.-Forschung **55** (1966), 1035–1044
14. Lickint, F.: Nikotin und Kreislauf, Hamm (Westf.) 1958, 31–34
15. Neth, R., und G. Schwarting: Med. Klin. **54** (1959), 505
16. Robin, E., K. G. Ravens und R. J. Bing: Dtsch. Med. Journal **20** (1969), 19–29

17. The Surgeon General: A Report: The Health Consequences of Smoking 1972, Washington, D.C. 1972
18. Verfügung des Ministers für Gesundheits- und Sozialwesen der VR Polen vom 4. Juni 1974 (zit. auch in Tribüne **30** (1974), Nr. 129 vom 4. Juli 1974)
19. WHO: WHO-Chronicle Vol. 24, p. 345 Genf 1970
20. The Health Consequences of Smoking, U.S. Department of Health, Education, and Welfare, Public Health Service, Health Service and Mental Health Administration (1973)

Der Einfluß des Rauchens auf die Entwicklung von chronisch broncho-pulmonalen Erkrankungen

H. HERRMANN und F. LIEHS

Die chronisch broncho-pulmonalen Erkrankungen gewinnen in allen Industrieländern wegen ihrer Häufigkeit und ihres großen Risikos der Entwicklung einer respiratorischen Insuffizienz eine zunehmende sozialmedizinische Bedeutung. Sie sind Ursache frühzeitigen Leistungsverlustes, gehäufter Arbeitsunfähigkeit und Frühinvalidität.

Die Ursachen für diese Entwicklung sind vielschichtig. Endogene Faktoren und Dispositionen spielen eine Rolle. Als exogene Faktoren gelten Klima, Staubbelastung der Luft, Staubbelastung am Arbeitsplatz, hygienische Bedingungen und Lebensgewohnheiten. Eine besondere Bedeutung wird von allen Untersuchern dem Rauchen beigemessen [1, 2, 3, 4, 5, 6, 7, 10, 13, 14, 15, 17, 18, 24, 25, 26, 31, 32, 33, 34, 35, 37]. Zahlreiche Autoren berichten über eine höhere Praevalenz der chronischen Bronchitis bei Rauchern [3, 4, 5, 6, 7, 24, 25, 26, 28, 32, 37].

Von einzelnen Untersuchern wird die Ursachenbedeutung des Rauchens sogar höher eingeschätzt als die der Luftverunreinigung [2, 6, 18, 19, 24, 33, 34].

Von vielen Untersuchern wurde festgestellt, daß Rauchen ursächlich die gleiche Wertigkeit hat wie die berufsbedingte Staubbelastung. Staubexponierte Raucher erkranken häufiger und schwerer an chronischer Bronchitis als Nichtraucher [22, 27, 30, 31, 36].

FEIKEL und Mitarbeiter [8] messen dem Tabakrauchen sogar eine höhere ursächliche Bedeutung für die Entstehung der chronischen Bronchitis zu als den beruflichen Faktoren.

Als wesentlicher Mechanismus für die Auswirkung des Rauchens wird die Irritation der Bronchialschleimhaut durch den inhalierten Tabakrauch angesehen. Die normale Schleimhautfunktion wird beeinträchtigt [20]. Auch die Schädigung der Immunabwehr als Folge der Tabakrauchinhalation wird angenommen [21]. Die Raucher leiden an einer höheren Infektanfälligkeit der Atemwege. Ob die erhöhte bronchiale Reaktivität bei Rauchern eine Folge der entzündeten Schleimhaut oder die Voraussetzungen für gehäufte Infekte ist, bleibt offen [29].

Die chronische Bronchitis ist die häufigste Ursache obstruktiver Ventilationsstörungen. Alle epidemiologischen Untersuchungen haben einen engen Zusammenhang zwischen den Rauchgewohnheiten und dem Auftreten von Lungenfunktionsstörungen erwiesen. Das Tabakrauchen wird als eine wesentliche Ursache der Entwicklung zur respiratorischen Insuffizienz betrachtet [2, 7, 9, 12, 15, 18, 19, 23, 25, 30, 38].

Über den engen Zusammenhang zwischen Tabakrauchen und dem Vorkommen der chronischen Bronchitis bestehen nach den übereinstimmenden Ergebnissen zahlreicher Untersucher keine Zweifel mehr. Die Bedeutung des Rauchens für die Gesundheit unserer Bürger wird bestimmt von der Häufigkeit der Rauchgewohnheiten in unserer Bevölkerung und den Auswirkungen des Tabakrauchens in Zusammenhang mit den bei uns gegebenen klimatischen, hygienischen, sozialen und beruflichen Bedingungen.

Epidemiologie des Rauchens

Die folgenden Angaben entstammen epidemiologischen Untersuchungen, die wir 1971 und 1974 zur Klärung der Häufigkeit chronisch broncho-pulmonaler Erkrankungen, ihrer Gestaltungsfaktoren und Bedingungen ihrer Entwicklung zur respiratorischen Insuffizienz in 25 Orten bei der Wohnbevölkerung durchgeführt haben. Untersucht wurden randomisierte Kollektive der Altersklassen 35 bis 64 Jahre, insgesamt 22169 Männer und 10800 Frauen. Die erzielten Ergebnisse sind repräsentativ.

Häufigkeitsverteilung der Raucher

Niemals geraucht haben 13 bis 14% der Männer und 74% der Frauen der Altersklassen 35 bis 64 Jahre. Von den Männern (1971) waren 63,3% Raucher und 23,3% ehemalige Raucher (Tab. 1). In der Studie 1973 (Tab. 2) lag der Anteil der Raucher um über 5% niedriger, der Anteil der ehemaligen Raucher dagegen um über 4,2% höher bei fast gleichem Anteil der Nichtraucher. Die Differenz zwischen 1971 und 1973 dürfte begründet sein in der echten Zunahme der Personen, die das Rauchen aufgaben. Die Zahl der Raucher nimmt in den höheren Altersklassen ab (Tab. 1), die Zahl der ehemaligen Raucher dagegen zu. Es bestehen regionale Unterschiede in der Häufigkeit der Raucher, in den Industriestädten ist der Anteil der Raucher höher, die Zahl der ehemaligen Raucher nimmt in den höheren Altersklassen besonders in den Ballungsgebieten zu. Bei den Frauen beträgt der Raucheranteil 19%, in den Altersklassen über 55 Jahre ist der Anteil der Raucherinnen deutlich kleiner, der Anteil der ehemaligen Raucherinnen ist dagegen in allen Altersklassen ziemlich gleich.

Es besteht ein korrelativer Zusammenhang zwischen der Größe der Wohngemeinde und dem prozentualen Anteil der Nichtraucherinnen.

Je größer die Einwohnerzahl, umso geringer ist die Zahl der Nichtraucherinnen. Bei den Männern ist dieser korrelative Zusammenhang wesentlich schwächer, aber in der Tendenz gleich.

Beginn des Rauchens

Von den männlichen Rauchern im Alter zwischen 35 und 64 Jahren hatten vor dem 16. Lebensjahr schon 4,4% regelmäßig geraucht. Im 18. Lebensjahr rauchten regelmäßig 46,9% aller späteren Raucher, im 25. Lebensjahr

Tabelle 1. **Häufigkeitsverteilung** der Raucher und ehemaligen Raucher in Halle, Erfurt, Schwerin und Freiberg nach Altersklassen

Altersklassen	Männer (1971) $n = 7317$			Frauen (1973) $n = 2505$		
	unters. Personen insges.	Raucher	ehem. Raucher	unters. Personen insges.	Raucher	ehem. Raucher
35—39 J.	1079	64,2%	16,2%	428	22,2%	7,0%
40—44 J.	1239	65,5%	22,4%	396	29,8%	7,5%
45—49 J.	1250	62,6%	25,6%	438	31,5%	7,9%
50—54 J.	1201	63,4%	25,7%	414	23,9%	6,7%
55—59 J.	1334	63,9%	24,1%	407	22,8%	5,1%
60—64 J.	1214	60,5%	25,0%	422	15,1%	6,6%

Tabelle 2. **Häufigkeitsverteilung der Raucher und ehemaligen Raucher Studie 1973**
Mittelwerte der Altersklassen 35 bis 64 Jahre

Unters. Ort	Männer			Frauen		
	unters. Personen	Raucher	ehem. Raucher	unters. Personen	Raucher	ehem. Raucher
Apolda	602	58,3	27,1	598	19,6	7,2
Bergen	596	60,7	27,0	595	20,3	7,1
Bitterfeld	598	60,4	25,4			
Brandenburg	835	62,9	25,4	830	22,2	5,3
Cottbus	812	57,4	27,2	810	19,4	7,8
Bad Doberan	611	59,4	27,7			
Gotha	828	61,8	28,3			
Luckenwalde	609	59,6	24,8	604	18,0	4,4
Magdeburg	891	59,4	26,6	581	23,1	11,2
Merseburg	597	61,6	24,8			
Neustrelitz	572	56,3	30,4	570	20,2	9,3
Osterburg	590	62,5	24,1			
Pasewalk	742	62,9	27,0			
Pirna	782	49,4	31,1	810	10,5	5,9
Pulsnitz	827	51,5	28,1	832	8,6	2,5
Radebeul	628	49,0	31,2			

Tabelle 2 (Fortsetzung)

Unters. Ort	Männer			Frauen		
	unters. Personen	Raucher	ehem. Raucher	unters. Personen	Raucher	ehem. Raucher
Riesa	610	52,8	31,0	676	11,2	7,6
Rostock	841	59,0	27,9	823	22,2	9,4
Strasburg				595	16,0	3,2
Wernigerode	578	61,6	25,9			
Zittau	658	50,3	32,2			
Studie 1973	13807	57,8	27,7	10829	19,0	6,7

91%, im 30. Lebensjahr 96,4%. Unter 4% aller Raucher begannen damit erst nach dem 30. Lebensjahr. Die Gruppe der ehemaligen Raucher zeichnet sich aus durch einen signifikant früheren Rauchbeginn, 56% aller ehemaligen Raucher, aber nur 46% aller derzeitigen Raucher rauchten vor dem 20. Lebensjahr regelmäßig (Tab. 3).

Tabelle 3. Häufigkeit des Rauchbeginns bei Männern und Frauen der Untersuchungsorte Halle, Erfurt, Schwerin

Rauchbeginn im Alter von	Männer in %	$n = 4039$ % kumuliert	Frauen in %	$n = 2054$ % kumuliert
unter 16 Jahren	3,4		0,2	
16 „	5,7	9,1	1,0	1,2
17 „	7,2	16,3	2,8	4,0
18 „	20,8	37,1	8,9	12,9
19 „	8,9	46,0	2,8	15,7
20 „	18,9	64,9	10,5	26,2
21 „	6,4	71,3	3,3	29,5
22 „	6,2	77,5	4,8	34,3
23 „	3,1	80,6	4,3	38,6
24 „	3,1	83,3	3,3	41,9
25 „	5,5	89,2	10,2	52,1
26 „	1,7	90,9	3,8	55,9
27 „	1,2	92,2	2,6	58,5
28 „	1,4	93,5	3,8	62,3
29 „	0,6	94,1	0,8	63,1
30 „	2,3	96,4	9,1	72,2
über 30 „	3,6	100,0	27,8	100,0

Im Gegensatz dazu steht das Verhalten der weiblichen Raucher, bei denen der Raucherbeginn wesentlich später liegt und die jährliche Zuwachsquote neuer Raucher kleiner ist.

Von den weiblichen Rauchern rauchten im 18. Lebensjahr erst 12,9%, im 25. Lebensjahr 52,1%, im 30. Lebensjahr 72,2%. Nach dem 30. Lebensjahr begannen erst

27,8% der Frauen gegenüber 4% der Männer regelmäßig zu rauchen.

Es bestehen jedoch Hinweise dafür, daß sich das Raucherverhalten der Frauen in gleicher Weise entwickelt wie bei den Männern.

Form des Tabakkonsums

Der überragende Anteil aller Raucher sind Zigarettenraucher, regionale Unterschiede sind nicht schwerwiegend. In den höheren Altersklassen ist der Anteil der Zigaretten-

Tabelle 4. Form des Tabakkonsums (Rauchertypen) bei derzeitigen Rauchern

Form des Tabakkonsums	Studie 1971		Studie 1973			
	Männer		Männer		Frauen	
	n	%	*n*	%	*n*	%
Zigaretten	3698	69,8	5933	74,3	2047	99,7
gemischt	712	13,5	672	8,4	7	0,3
Zigarren/Pfeife	885	16,7	1378	17,3		
	5295	100,0	7983	100,0	2054	100,0

raucher niedriger, der Anteil der Pfeife-/Zigarrenraucher dagegen höher (Tab. 4 u. 5). Offensichtlich ändern sich die Rauchgewohnheiten zu Gunsten des Zigarettenrauchens. Von 1971 zu 1973 stieg der Anteil der Zigarettenraucher um 4,5% an. Unter den ehemaligen Rauchern findet sich ein höherer Prozentsatz an Zigarettenrauchern als bei den derzeitigen Rauchern. Unter den Frauen finden sich fast ausschließlich Zigarettenraucher.

Tabelle 5. Rauchertyp und Altersverteilung Studie 1971. Männer Halle $n = 737$

Altersklassen	N	davon rauchten (Angaben in %)		
		Zigaretten	gemischt	Pfeife/Zigarren
35–39 J.	217	85,7	7,8	6,5
40–44 J.	271	76,0	10,7	13,3
45–49 J.	244	76,2	12,3	11,5
50–54 J.	247	74,5	11,7	13,8
55–59 J.	269	64,7	12,3	23,0
60–64 J.	237	59,1	12,7	28,3
insgesamt	1485	72,5	11,3	16,2

Inhalationsverhalten

Dem Inhalationsverhalten wird von den meisten Autoren eine entscheidende Bedeutung für die Auswirkung auf die Gesundheit beigemessen (Tab. 6).

1971 gaben 80,7% aller befragten männlichen Raucher an, zu inhalieren. 1973 waren es bereits 82,4%. Auch von

Tabelle 6. Inhalationsverhalten aller befragten Raucher

Angaben zur Inhalation	Studie 1971		Studie 1973			
	Männer		Männer		Frauen	
	n	%	n	%	n	%
inhalieren nicht	1020	19,3	1405	17,6	568	27,7
nicht tief	2308	43,6	3170	39,7	955	46,4
tief	1967	37,1	3408	42,7	531	25,9
	5295	100,0	7983	100,0	2054	100,0

Tabelle 7. Inhalationsgewohnheiten nach Altersklassen Studie 1971 Männer $N = 5295$

Altersklassen	abs.	davon inhalieren (Angaben in %) nicht	nicht tief	tief
35–39 J.	693	12,3	40,7	47,0
40–44 J.	812	12,3	39,7	48,0
45–49 J.	782	14,2	38,4	47,4
50–54 J.	762	21,3	38,8	39,9
55–59 J.	852	27,2	42,1	30,6
60–64 J.	735	30,6	41,0	28,4

den Frauen inhaliert der überwiegende Teil. Während der Anteil der Männer, die nicht tief inhalieren, in allen Altersklassen gleich ist, nimmt die Zahl der „Nichtinhalierer" mit dem Alter um das Doppelte zu, der Anteil der „Tiefinhalierer" dagegen ab (Tab. 7). Die Inhalationsgewohnheiten sind typisch für die Rauchertypen (Tab. 8). Nur 11,3% der Zigarettenraucher, aber 48,4% der Pfeife-/Zigarrenraucher gaben an, nicht zu inhalieren. Auch bei den Inhalationsgewohnheiten lassen sich regionale, allerdings nicht schwerwiegende Unterschiede nachweisen.

Tabelle 8. Rauchertyp und Inhalationsgewohnheiten Männer. Halle 1971 $n = 737$

Rauchertyp	n	davon inhalieren (Angaben in %)		
		nicht	nicht tief	tief
Zigaretten	538	11,3	45,0	43,7
gemischt	77	6,5	52,0	41,5
Zigarren/ Pfeife	122	48,4	34,4	17,2

Tabakkonsum

Neben den Inhalationsgewohnheiten wird der Höhe des Tabakkonsums eine wesentliche Bedeutung für die Entwicklung eines Bronchialkarzinoms oder einer chronischen Bronchitis beigemessen (Tab. 9).

Tabelle 9. Durchschnittlicher Tabakverbrauch Männer in Halle, Erfurt und Schwerin (1971)

Durchschnittlicher täglicher Verbrauch Gruppenmittel	Halle $n = 1485$	Erfurt $n = 1359$	Schwerin $n = 1195$	insgesamt $n = 4039$
2,5 Gramm	8,6	10,6	7,7	9,0
9,5 „	47,0	43,6	44,4	45,1
19,5 „	37,3	39,1	40,3	38,8
37,5 „	7,1	6,5	7,5	7,0
50,0 „	—	0,2	0,1	0,1
Durchschnittlicher Verbrauch je Raucher und Tag in Gramm	14,6	14,6	15,1	14.7
Durchschnittliche Zahl der Raucherjahre	28,4	28,2	29,5	28,7
Durchschnittlicher Gesamtverbrauch je Raucher in kg	151,329	150,270	162,607	154,309

Der durchschnittliche tägliche Tabakverbrauch der Männer liegt ganz erheblich über dem der Frauen. Nur 9% der Männer, aber 25% der Frauen sind schwache Raucher. Über 45% der Männer und nur 12% der Frauen sind als starke Raucher anzusehen.

Unter den männlichen ehemaligen Rauchern ist der

Durchschnittlicher Tabakverbrauch
Frauen in Halle, Erfurt und Schwerin (1973) $N = 607$

Gruppenmitte	
2,5 g	25,2%
9,5 g	62,4%
19,5 g	11,9%
37,5 g	0,5%

Durchschnittlicher Verbrauch je Raucher und Tag in g 9,0

Anteil der starken Raucher 11% höher, die starken Raucher neigen eher dazu, das Rauchen aufzugeben als die anderen Gruppen. Dagegen ist bei weiblichen ehemaligen Rauchern die Gruppe „1 bis 4 g täglich“ um 15% stärker als bei den derzeitigen Rauchern. Hier sind sicher andere Motive Ursache der Veränderung der Rauchergewohnheiten.

Gründe für die Einstellung des Rauchens

Zum Rauchverhalten gehören auch die Motive für das Aufgeben des Rauchens.

Begründung für das Einstellen des Rauchens:
Follow-up-Studie 1974, Halle, Erfurt, Schwerin, Freiberg Männer ($n = 1256$), die zwischen 1971 und 1974 das Rauchen aufgegeben haben (Tab. 10)

Die Mehrzahl der ehemaligen Raucher hat das Rauchen aus eigenem Entschluß aufgegeben, zumeist wegen des Auftretens von Beschwerdesymptomen. Am häufigsten ist diese Entwicklung in Industrieballungsgebieten. An erster Stelle stehen Beschwerden seitens der Atemwege. Hier finden sich auch die größten regionalen Unterschiede, in Halle (Staubbelastung) sind das 43% und in Schwerin (ohne Staubbelastung) 21% der Ursachen. Am häufigsten ist der Übergang zum ehemaligen Raucher in den Altersklassen über 50 Jahre. Die additive Wirkung von Rauchen und Staubbelastung der Luft führen in Gebieten mit starker Luftverunreinigung früher zu Unverträglichkeitserscheinungen und damit zu den Veränderungen der Rauchgewohnheiten.

Tabelle 10.

	(Angaben in %)
1. Aus eigenem Entschluß	72,8
darunter: wegen Beschwerden	
Atemwege	18,9
Herz-Kreislaufsystem	13,1
Verdauungssystem	8,9
andere Organe	3,6
zur Vermeidung von Gesundheitsschäden	28,2
2. Auf Anraten eines Arztes	13,7
3. Im Ergebnis einer Raucherberatung	0,2
4. Aus finanziellen Gründen	1,5
5. Aus sonstigen Gründen	11,8

Etwa 13% aller befragten ehemaligen Raucher stellten das Rauchen ein auf Anraten eines Arztes im Zusammenhang mit einer Konsultation. Offensichtlich sind ärztliche Empfehlungen in Zusammenhang mit der ärztlichen Betreuung wirksamer als bloße Raucherberatungen ohne einen aktuellen Zusammenhang mit den persönlichen Gesundheitsproblemen.

Der Einfluß des Rauchens auf die Entwicklung chronischer Lungenkrankheiten

Die 1971 und 1973 in der DDR durchgeführten epidemiologischen Untersuchungen ergaben, daß 17% der Männer und 7,4% der Frauen an einer chronischen Bronchitis leiden, davon 6% der Männer und 2,8% der Frauen an einer schweren Form (Tab. 11). Von diesen Personen haben 50% eine obstruktive Ventilationsstörung und bei jedem 5. ist die Leistungsfähigkeit kritisch eingeschränkt. Es besteht eine altersabhängige Zunahme der chronischen Bronchitis, und es finden sich regionale Unterschiede

Tabelle 11. **Die Häufigkeit der Bronchitis bei Rauchern und Nichtrauchern Männer 35 bis 64 Jahre[1])**

Halle, Erfurt, Schwerin, Freiberg 1971

	Nichtraucher				Raucher			
	n	Bronchitis ohne	einf.	chron.	*n*	Bronchitis ohne	einf.	chron.
Halle	245	55,1	14,3	15,1	1485	36,6	17,0	25,6
Erfurt	262	63,4	14,9	9,1	1359	43,0	22,0	18,1
Schwerin	293	74,7	6,5	8,2	1195	59,4	11,0	15,3
Freiberg	175	65,7	11,4	9,1	597	43,2	18,6	19,6
insgesamt	975	65,1	11,6	10,3	4636	45,2	17,1	19,9

der Häufigkeit, für die klimatischen Faktoren, Staubbelastung der Luft, Staubexposition am Arbeitsplatz, hygienische Verhältnisse und Lebensgewohnheiten verantwortlich gemacht werden. Unter diesen Faktoren wird von allen Autoren den Rauchgewohnheiten eine besondere Bedeutung zugemessen.

Raucher haben im Vergleich zu Nichtrauchern in allen Untersuchungsorten eine bis doppelt so hohe Erkran-

[1]) Aus Gründen der Übersichtlichkeit sind in den Tabellen 11, 12, 13, 14, 15 und 16 zur Praevalenz der chronischen Bronchitis solche Personen nicht aufgeführt, die zwar nicht beschwerdefrei sind, aber mit ihren Angaben über Husten oder Auswurf nicht der epidemiologischen Definition der einfachen oder chronischen Bronchitis entsprechen.

kungshäufigkeit an chronischer Bronchitis. Häufigkeitsunterschiede der chronischen Bronchitis zwischen Nichtrauchern verschiedener Untersuchungsorte sind begründet in der unterschiedlichen Auswirkung der Faktoren „Staubbelastung“ und „Staubexposition“.

Tabelle 12. Häufigkeit der Bronchitis bei Nichtrauchern und Rauchern Männer ohne Staubexposition 35 bis 64 Jahre
Halle, Erfurt, Schwerin, Freiberg 1971

	n	ohne Bronchitis	einfache Bronchitis	chronische Bronchitis
Nichtraucher	476	71,0	10,3	8,2
Raucher	1841	52,6	16,9	15,2
Halle				
Nichtraucher	110	64,5	12,7	9,1
Raucher	435	47,4	16,6	18,3
Schwerin				
Nichtraucher	181	79,0	4,4	6,6
Raucher	631	62,4	10,9	13,4

Der Vergleich von Kollektiven von Nichtrauchern und Rauchern mit und ohne Staubexposition und aus Orten unterschiedlicher Staubbelastung (Tab. 12 und 13) macht die additive Auswirkung dieser Faktoren auf die Bronchitispraevalenz und die dominierende Bedeutung des Rauchens deutlich.

Tabelle 13. **Häufigkeit der Bronchitis bei Nichtrauchern und Rauchern Männer mit Staubexposition 35 bis 64 Jahre**

Halle, Erfurt, Schwerin, Freiberg 1971

	n	ohne Bronchitis	einfache Bronchitis	chronische Bronchitis
Nichtraucher	294	63,3	12,9	10,2
Raucher	1534	41,9	17,3	21,7
Halle				
Nichtraucher	68	52,9	14,7	14,7
Raucher	542	35,2	15,5	26,5
Schwerin				
Nichtraucher	67	71,6	10,4	10,5
Raucher	314	56,4	11,1	16,9

Einfluß des Raucherverhaltens auf die Entwicklung der Bronchitis

Die Auswirkungen des Tabakrauchens auf die Gesundheit sind abhängig vom Raucherverhalten. In Zusammenhang mit der Frage nach der Schädigung von Lunge und Atemwegen sind nach übereinstimmenden Berichten zahlreicher Untersucher Rauchertyp, Inhalationsgewohnheiten, Höhe des täglichen Tabakkonsums und die Raucherjahre von Bedeutung.

Die chronische Bronchitis tritt bei allen drei Rauchertypen in gleicher Häufigkeit auf. Nur bei der einfachen Bronchitis bestehen Häufigkeitsdifferenzen, signifikant

Tabelle 14. Rauchertyp und Häufigkeit der Bronchitis
Männer 35 bis 64 Jahre $N = 4636$
Halle, Erfurt, Schwerin, Freiberg 1971

	n	ohne Bronchitis	einfache Bronchitis	chronische Bronchitis
nur Zigaretten	3196	44,8	17,0	20,0
Zigaretten/Zigarren	641	42,4	19,2	20,4
Zigarren/Pfeife	799	49,2	15,8	19,6

zwischen Zigarren- und Pfeifenrauchern und den Zigaretten-/Zigarrenrauchern.

Die Inhalationsgewohnheiten haben eine stärkere Auswirkung auf die Entwicklung der Bronchitis als der Rauchertyp. Mit zunehmender Tiefe der Inhalation steigt die Zahl der Bronchitiker.

Tabelle 15. Inhalationsgewohnheiten und Häufigkeit der Bronchitis
Studie 1971 Halle, Erfurt, Schwerin, Freiberg
Männer 35 bis 64 Jahre $N = 4636$

Angaben zur Inhalation	n	ohne Bronchitis	einfache Bronchitis	chronische Bronchitis
nicht	915	50,8	17,3	16,2
nicht tief	1860	45,3	17,0	19,6
tief	1861	42,4	17,1	22,1

Am deutlichsten wird die Praevalenz der Bronchitis beeinflußt durch die Höhe des täglichen Tabakkonsums. Personen mit einem Tabakkonsum von 1 bis 4 g täglich haben eine Praevalenz der chronischen Bronchitis nur wenig höher als Nichtraucher. Mit einem täglichen Tabakverbrauch von 5 bis 15 g steigt die Bronchitispraevalenz sprunghaft an.

Die Zahl der Rauchjahre hat dagegen keinen eindeutigen Einfluß auf die Bronchitishäufigkeit. Das erstmalige Auftreten von Bronchitis ist abhängig von den Rauchgewohnheiten, bei gleichbleibenden Rauchgewohnheiten nimmt mit der Zahl der Raucherjahre die Bronchitispraevalenz nicht weiter zu.

Die Praevalenz der Bronchitis wird entscheidend beeinflußt von der Höhe des täglichen Tabakkonsums, erst in zweiter Linie durch die Inhalationsgewohnheiten. Der Rauchertyp ist von geringerer Bedeutung, jedoch muß

Tabelle 16. Tabakverbrauch und Häufigkeit der Bronchitis
Studie 1971 Halle, Erfurt, Schwerin, Freiberg
Männer 35 bis 64 Jahre $N = 4636$

durchschnittlicher Tabakverbrauch pro Tag	*n*	ohne Bronchitis	einfache Bronchitis	chronische Bronchitis
1– 4 g	435	58,9	15,2	11,7
5–14 g	2120	47,5	17,7	17,9
15–24 g	1769	40,9	16,0	22,9
25–50 g	308	35,4	18,8	28,3

nach unseren Ergebnissen gewarnt werden vor einer Unterschätzung der ursächlichen Bedeutung des Zigarre-/Pfeiferauchens für die Entstehung der chronischen Bronchitis. Dem Umstand, daß in dieser Gruppe weniger Raucher inhalieren, steht entgegen, daß diese Rauchergruppe einen höheren mittleren täglichen Tabakkonsum aufweist.

Der Einfluß des Rauchens auf die Entwicklung von Ventilationsstörungen

Störungen der Lungenfunktion bestimmen den Verlauf der chronischen Bronchitis und das Schicksal der Bronchitiker.

Tabelle 17. Häufigkeit obstruktiver Ventilationsstörungen bei Nichtrauchern und Rauchern Männer 35 bis 64 Jahre
Studie 1971 Halle, Erfurt, Schwerin, Freiberg $N = 5601$

	n	FEV_1 % FVC > 80%	70 bis 79%	60 bis 69%	50 bis 59%	40 bis 49%	< 40%
Nichtraucher	972	37,4	44,7	13,0	3,0	1,3	0,2
Raucher	4629	25,9	41,7	22,8	6,8	2,2	0,5

Von den in der Studie 1971 untersuchten Männern haben 28% eine obstruktive Ventilationsstörung. Nichtraucher haben in 17,5%, Raucher in 32,8% eine Obstruktion.

Obstruktive Ventilationsstörungen sind bei den Zigaretten-/Zigarrenrauchern deutlich häufiger als bei den anderen Rauchertypen.

Die verschiedenen Inhalationsgewohnheiten haben keinen signifikanten Einfluß auf die Häufigkeit obstruktiver Ventilationsstörungen.

Tabelle 18. Rauchertyp und Häufigkeit der obstruktiven Ventilationsstörungen
Studie 1971 Halle, Erfurt, Schwerin, Freiberg
Männer 35 bis 64 Jahre $N = 4629$

Rauchertyp	n	FEV_1 % FVC > 70%	60 bis 69%	50 bis 59%	40 bis 49%	< 40%
Zigaretten	3192	68,1	22,7	6,5	2,0	0,5
Zigaretten/ Zigarren	640	62,4	25,3	10,0	1,9	0,3
Zigarren/ Pfeife	797	69,7	21,4	5,3	3,1	0,3

Bei Rauchern mit einem täglichen Tabakkonsum von 5–14 g sind obstruktive Ventilationsstörungen deutlich häufiger als bei der Gruppe mit einem täglichen Verbrauch von 1–4 g. Bei einem weiteren Anstieg des Tabakkonsums kommt es jedoch zu keinem weiteren Anstieg der Häufigkeit von Ventilationsstörungen.

Tabelle 19. Inhalationsgewohnheiten und Häufigkeit obstruktiver Ventilationsstörungen

Studie 1971 Männer 35 bis 64 Jahre $N = 4629$

Angaben zur Inhalation	n	FEV_1 % FVC > 70%	60 bis 69%	50 bis 59%	40 bis 49%	< 40%
nicht	912	69,0	20,8	5,6	3,5	0,8
nicht tief	1858	66,2	23,0	8,1	2,1	0,5
tief	1859	68,2	23,6	6,1	1,6	0,3

Das gehäufte Vorkommen der chronischen Bronchitis steht in einem engen korrelativen Zusammenhang mit dem Rauchen und bestimmten Verhaltensweisen bei Rauchern wie inhalieren und Menge des Tabakkonsums.

Tabelle 20. Tabakverbrauch und Häufigkeit der obstruktiven Ventilationsstörungen

Studie 1971 Männer 35 bis 64 Jahre $N = 4629$

durchschnittlicher Tabakverbrauch pro Tag in g	n	FEV_1 % FVC > 70%	60 bis 69%	50 bis 59%	40 bis 49%	< 40%
1– 4 g	434	73,3	17,0	5,7	3,0	0,7
5–14 g	2116	67,1	23,6	6,6	2,0	0,5
15–24 g	1767	67,0	22,7	7,2	2,5	0,5
25–50 g	308	65,9	26,3	7,1	0,6	0,0

Tabelle 21. Häufigkeit des Lungenemphysems bei Nichtrauchern und Rauchern

Brandenburg 1973 Männer 35 bis 64 Jahre

	RV in % TK			Angaben in %				
	−24	25 bis 29	30 bis 34	35 bis 39	40 bis 44	45 bis 49	50 bis 54	55
Nichtraucher	11,4	22,9	45,7	17,1	2,9			
Raucher	4,3	19,6	27,6	20,9	12,9	8,0	3,7	3,1

Derartige enge korrelative Beziehungen sind für das Auftreten von Ventilationsstörungen nicht nachweisbar. Die Entwicklung funktioneller Störungen ist ein sekundärer Prozeß im Krankheitsverlauf einer chronischen Bronchitis und nicht wie diese vom Rauchen, sondern anderen Faktoren abhängig.

Tabelle 22. **Häufigkeit der bronchialen Hyperreaktivität bei Nichtrauchern und Rauchern Männer 35 bis 64 Jahre $N = 1130$**

Halle, Erfurt, Schwerin 1971

Altersklassen		AST Abfall in % < 15%	15−29%	> 30%
35−44 J.	Nichtraucher	85,0	7,5	7,5
	Raucher	79,7	13,5	6,8
45−54 J.	Nichtraucher	85,7	9,5	4,8
	Raucher	61,7	23,8	14,5
55−64 J.	Nichtraucher	78,1	19,5	2,4
	Raucher	51,7	29,7	18,6
35−64 J.	Nichtraucher	83,1	11,8	5,1
	Raucher	65,2	21,9	12,9

Lungenemphysem wird definiert als Vergrößerung des RV > 35% TK. 20% der Nichtraucher, 48,6% der Raucher haben eine Vergrößerung des Residualvolumens, das Lungenemphysem ist bei Rauchern doppelt so häufig wie bei den Nichtrauchern.

Die Zahl der Personen mit bronchialer Hyperreaktivität ist bei den Rauchern doppelt so hoch wie bei den Nichtrauchern. Im Gegensatz zu den Nichtrauchern steigt bei den Rauchern mit zunehmendem Alter die Zahl der Personen mit bronchialer Hyperreaktivität.

Altersklasse	35–44 Jahre	20,3%
	45–54 Jahre	38,3%
	55–64 Jahre	48,3%

Diese Veränderungen sind u. a. auch Ausdruck des erhöhten Gesundheitsrisikos der Raucher.

Schlußfolgerungen

Tabakrauchen ist eine sehr weit verbreitete Verhaltensweise, die sich etwa 80% aller Männer zwischen dem 16. und 25. Lebensjahr aneignet. Die Raucherhäufigkeit ist regional nur geringen Schwankungen unterworfen.

Von den Frauen rauchen um 30%, in den höheren Altersklassen seltener, in den jüngeren Altersklassen zunehmend häufiger. Der Rauchbeginn erstreckt sich zwischen dem 16. und dem 35. Lebensjahr.

Die Rauchgewohnheiten verändern sich. Während in den höheren Altersklassen 1/4 der Männer Pfeife-/Zigarrenraucher sind, sinkt dieser Anteil in den jüngeren Altersklassen auf 6% ab. Die Umstellung der jüngeren Altersklassen auf das Zigarettenrauchen wird als schwerwiegend angesehen, da der überwiegende Teil dieser Raucher inhaliert.

Frauen rauchen fast ausschließlich Zigaretten. 75% der Raucherinnen inhalieren.

Mit zunehmenden Alter nimmt die Zahl der nichtinhalierenden Raucher zu.

Der tägliche Tabakkonsum liegt bei den Männern um 50% höher als bei den Frauen. Er ist bei den Zigarren-/Pfeifenrauchern höher als bei den Zigarettenrauchern. Nur 9% der Männer und 25% der Frauen gelten als schwache Raucher. Für alle übrigen besteht ein zunehmendes Risiko der Gesundheitsgefährdung.

Unter den vielen Faktoren, die ursächlich für die Entstehung der chronischen Bronchitis in Betracht gezogen werden müssen, spielt das Rauchen eine dominierende Rolle. Raucher haben eine signifikant höhere Erkrankungshäufigkeit an chronischer Bronchitis als Nichtraucher. Es besteht eine korrelative Abhängigkeit der Bronchitispraevalenz von der Höhe des täglichen Tabakkonsums, in einem geringeren Maße auch von den Inhalationsgewohnheiten.

Da die chronische Bronchitis sehr häufig zu respiratorischen Funktionsstörungen führt, sind Ventilationsstörungen bei Rauchern häufiger als bei Nichtrauchern, jedoch besteht kein sicherer Hinweis für die Annahme, daß die Häufigkeit von Ventilationsstörungen direkt von den Rauchgewohnheiten abhängig ist. Ventilationsstörungen entwickeln sich sekundär und unabhängig von den Rauchgewohnheiten, aber als Folge der durch das Rauchen induzierten Bronchitis. Raucher sind, bedingt durch die Auswirkungen des Tabakrauchens auf die Schleimhaut der Atemwege in einem hohen Maße gesundheitsgefährdet.

Kriterien dafür sind die nachgewiesene erhöhte Bronchitispraevalenz, das vermehrte Vorkommen von Lungenemphysem bei Rauchern und das gehäufte Auftreten einer bronchialen Hyperreaktivität bei Rauchern.

Unter dem Aspekt des täglichen Tabakkonsums besteht für 9% der rauchenden Männer und 25% der rauchenden Frauen ein über den Erwartungen der Nichtraucher liegendes Gesundheitsrisiko. Für 81% der Raucher und 75% der Raucherinnen besteht ein erhöhtes Risiko der

Erkrankung an einer chronischen Bronchitis, für über die Hälfte der männlichen Raucher und 30% der weiblichen Raucher besteht bei genügender Anzahl der Raucherjahre das Risiko, an einem Bronchialkarzinom zu erkranken.

Das Gesundheitsrisiko der Raucher wird durch Angaben zur Praevalenz nur annähernd deutlich, da nachweislich Raucher in höheren Altersklassen eine höhere Sterblichkeit aufweisen.

Die Motivation für das Aufgeben der Raucher macht aber deutlich, daß bei einem erheblichen Anteil der Raucher Anzeichen von Gesundheitsstörungen die eigentlichen Veranlassungen zur Veränderung der Rauchgewohnheiten sind. In Gebieten mit hoher Staubbelastung und bei Beschäftigten mit Staubexposition wird die additiv wirkende schädliche Auswirkung des Rauchens am ehesten bewußtseinswirksam.

Eine Verbesserung des Gesundheitszustandes der Bürger kann nicht erreicht werden allein durch Maßnahmen zur Sanierung der Umweltverhältnisse und der Arbeitsplatzbedingungen, wenn nicht der schwerwiegende Faktor Rauchen entscheidend beeinflußt wird.

Literatur

1. Bahrmann, E. und D. Paun: Dtsch. Ges.wesen **29** (1974), 2017–2022
2. Bajan, A.: Prax. Pneumol. 27 (1973), 649–653
3. Boudik, F., J. Ulrich, F. Svec, Bobák and Goldsmith: Prevalence of Respiratory Symptoms in Three Areas of Bohemin with different Air Pollution. Ecology of chronic nonspezific Respiratory Diseases International Symposium Warsav 1971
4. Cassell, E. J., M. Lebowitz and J. R. McCarrol: American Review of Respiratory Disease 106 (1972), 677
5. Deloff, L., J. Pudelski and K. Oklek: Chronic nonspezific Respiratory Diseases in the Inhabitants of the City of Zabrze.

Ecology of chronic nonspezific Respiratory Diseases International Symposium Warsav 1971
6. ESCHNER, E.: Prax. Pneumol. **28** (1974), 749—757
7. EULE, H., J. HORN und N. LAUGWITZ: Mschr. Lungenkrh. Tbk-Bekpf. **13** (1970), 225—270
8. FEIKEL, H., A. KUBIK, R. FEUEREISL, J. GULLAS and J. REIL: Chronic Bronchitis in Manual Workers Employed in the open Air and in a Factory Hall. Ecology of Chronic nonspezific Respiratory Diseases International Symposium Warsav 1971
9. FERRIS, B. J., D. O. ANDERSON and R. ZICKMANTEL: Amer. Rev. resp. Dis. **91** (1965), 252
10. FLETCHER, C. M., P. C. ELMES, A. S. FAIRBAIRN and C. H. WOOD: Brit. med. J. II (1959), 257
11. FLETCHER, C. M., and C. M. TINKER: Brit. med. J. I (1961), 1491
12. GRIMES, Ch., and B. HARMES: Amer. Rev. of. Res. Dis. **108** (1973), 273—281
13. HERRMANN, H.: Z. Erkr. Atm. **137** (1973), 298—306
14. HERRMANN, H.: Mschr. Lungenkrh. Tbk-Bekpf. **16** (1973), 228—250
15. HIGGINS I. T. T.: Brit. med. J. I (1959) 325
16. Higgins, I. T. T.: Brit. med. J. II (1957) 1198
17. HUHTI E.: Acta Tuberculosa et Pneumologica Scandinavica Suppl. 61 (1965)
18. HUHTI E.: Chronic respiratory Disease in an Industrial Population in Northern Finnland. Ecology of chronic nonspezific Respiratory Diseases International Symposium Warsav 1971
19. HÜTTEMANN U., P. OSWALD, H. LODE und H. HUCKAUF: Dtsch. med. Wschr. **96** (1971), 1791—1793
20. IRAVANI, J., und G. N. MELVILLE: Pneumologie **150** (1974), 211—216
21. KASEMIR, H., L. KERP: Prax. Pneumol. 28 (1974), 776—780
22. KILBURN, K. H., J. MERCHANT, J. LUMSDEN and J. HAMILTON: Chronic Bronchitis in Cotton Textile Workers. Evidence for Addition of Effect of Cigarette Smoking and Occupational Exposure. Ecology of chronic nonspezific Respiratory Diseases. International Symposium Warsav 1971
23. KRUMHOLZ, R., and E. HEDRICK: Am. Rev. of Resp. Dis. **107** (1973), 225—230
24. KUBIK, A., R. FEUEREISL, J. GULLAS, F. KARAN, H. FEIKEL and I. REIL: Air Pollution and Prevalence of chronic nonspe-

zific Respiratory Disease in Males Aged 16 and 18 Years Residing in Prague 7. Ecology of chronic nonspezific Respiratory Diseases. International Symposium Warsav 1971
25. van der Lende, R.: Epidemiology of chronic nonspezific Lung disease. Royal van Gorcum, Assen, the Netherlands. 1969
26. van der Lende, R., B. Visser, J. Wever-Hess, G. Tammeling, K. de Vries and N. Orie: Pneumologie **149** (1973), 119–126
27. Leowski, J., and K. Szymczykiewiez: Working Environment and Prevalence of chronic nonspezific Respiratory Diseases. Ecology of chronic nonspezific Respiratory Diseases. International Symposium Warsav 1971
28. Minette, A.: Results of an Epidemiological Survey on Bronchitic Symptoms in the Male Population of an Belgian Mining Community. Ecology of chronic nonspezific Respiratory Diseases. International Symposium Warsav 1971
29. Nolte, D.: Pneumologie **148** (1973), 187–195
30. Possner, W.: Mschr. Lungenkrh. Tbk-Bekpf. **16** (1973), 97–116
31. Possner, W., und Ch. Possner: Z. Erkr. Atm. **138** (1973), 249–258
32. Rimington, J.: Brit. J. Dis. Chest. **113** (1969), 193
33. Sawicki, F.: Air pollution and Prevalence of Chronic nonspezific Respiratory Diseases. Ecologie of chronic nonspezific Respiratory Diseases. International Symposium Warsav 1971
34. Sawicki, F.: Epidemiological Review **26** (1972), 229–250
35. Szymczykiewiez, K.: Respiratory tract Diseases of Cotton Workers Living in Areas of Various Degres of Air pollution.
36. Szymczykiewiez, K.: Chronic nonspezific Respiratory Diseases.
37. Ulmer, W., und G. Reichel: Int. Arch. Arbeitsmedizin **27** (1970), 27–48
38. Wysocki, M.: Spirometric Tests in Relation to Air pollution. Ecology of chronic nonspezific Respiratory Diseases. International Symposium Warsav 1971

Zu den Auswirkungen des Rauchens während der Schwangerschaft

W. GIBEL und D. PAUN

Die möglichen Gefahren für das noch ungeborene Kind durch zahlreiche Umweltfaktoren, wie z. B. durch ionisierende Strahlen oder bestimmte Medikamente sind allgemein bekannt. Die Tatsache, daß der Zigarettenkonsum bei Frauen in der Schwangerschaft Auswirkungen auf die Entwicklung des Kindes haben kann, ist hingegen in weiten Kreisen noch unbekannt, obwohl zu diesem Problem bereits seit einigen Jahren eine relativ umfangreiche Literatur vorliegt [1—15]. So geht aus umfangreichen retrospektiven und prospektiven Studien hervor, daß das Geburtsgewicht von Neugeborenen, deren Mütter während der Schwangerschaft geraucht haben, im Durchschnitt 150—240 g geringer ist [16]. Bis zum 1. Lebensjahr haben diese Kinder das normale Körpergewicht meist noch nicht erreicht. Mütter, die in den ersten 4 Monaten der Schwangerschaft das Rauchen einstellen, bringen hingegen Kinder zur Welt, deren Geburtsgewicht sich von den Kindern der Nichtraucherinnen nicht unterscheidet.

Auch die geistige Entwicklung der Kinder von Raucherinnen ist verzögert. In einer umfangreichen Studie an 17000 Kindern war noch im Alter von 11 Jahren eine deutliche Retardierung in psychologischen Tests sowie bei der Lösung von Lese- und Rechenaufgaben nachweisbar [17].

Neben dem körperlichen und geistigen Zurückbleiben der Kinder durch Rauchen ist auch eine deutliche Erhöhung der Zahl der Fehlgeburten, Totgeburten und der perinatalen Sterblichkeit zu vermerken. Die Wahrscheinlichkeit, daß die Schwangerschaft durch Abort oder Totgeburt beendet wird, ist bei Raucherinnen 2mal größer als bei Nichtraucherinnen. Auch die Gefährdung der Kinder durch eine präeklamptische Toxikose ist bei Raucherinnen größer. Aus diesen Erkenntnissen wurde der Schluß gezogen, daß eine von fünf toten Früchten hätte gerettet werden können, wenn die Mutter nicht geraucht hätte [18].

Eine besonders hohe Totgeburtenrate findet man bei solchen rauchenden Frauen, die in einer ungünstigen sozial-ökonomischen Umwelt leben und auch eine ungünstige Vorgeschichte hinsichtlich früherer Geburten aufweisen. So finden wir beispielsweise eine besonders hohe Totgeburtenrate bei den rauchenden farbigen Frauen in den USA.

Die perinatale Mortalität nimmt mit der Anzahl der täglich gerauchten Zigaretten während der Schwangerschaft zu. In England sterben 1500 Babys in der perinatalen Periode, in den USA werden ca. 4600 Totgeburten pro Jahr auf das Rauchen während der Schwangerschaft zurückgeführt. Das entspricht etwa 2/3 der Todesfälle durch Unfälle im Alter von 1—14 Jahren, obwohl Unfälle in dieser Altersklasse die häufigste Todesursache darstellen [19].

Wie die Einwirkung des Rauchens auf den Foetus zustande kommt, und welche Noxen dafür verantwortlich gemacht werden müssen, ist im großen und ganzen noch unbekannt. Es wäre denkbar, daß das Nikotin die Durchblutung der Plazenta herabsetzt und die Bildung von Kohlenmonoxid-Hb die Lebensfähigkeit des Foeten reduziert. Der Effekt scheint unabhängig von den Ernährungsgewohnheiten der Mutter zu sein.

Angaben über den möglichen Einfluß der väterlichen Rauchgewohnheiten auf das Kind sind spärlich. UNDERWOOD und Mitarb., TERRIS und GOLD sowie MCMAHON und Mitarb. [20—22] prüften im Rahmen ihrer Studien über den Einfluß des mütterlichen Rauchens lediglich, ob der Zigarettenkonsum der Väter einen Einfluß auf das Geburtsgewicht der Kinder hatte. Alle drei Autorengruppen vertreten die Ansicht, daß zwischen dem Geburtsgewicht der Kinder von rauchenden und nichtrauchenden Vätern kein Unterschied besteht. Bei einer kritischen Analyse ist bei allen 3 Studien auch eine andere Deutung möglich [23]. In jüngster Zeit entstand eine sehr interessante Untersuchung über die Auswirkungen des väterlichen Zigarettenkonsums auf die perinatále Sterblichkeit und die Mißbildungshäufigkeit [23]. An 5200 Fällen (an dieser Studie waren 20 Frauen- und Kinderkliniken in der BRD beteiligt), wurde die Frage geprüft, ob die Rauchgewohnheiten der Väter einen Einfluß auf die Neugeborenen hätten. Dabei stellte sich heraus, daß die Kinder, deren Väter mehr als 10 Zigaretten täglich rauchten, eine höhere perinatale Sterblichkeit aufwiesen und zwar auch dann, wenn die Mütter Nichtraucherinnen waren. Dieser Effekt war unabhängig von verschiedenen Kontrollgrößen wie dem Alter der Mutter und des Vaters, der Geburtenzahl, dem Sozialstatus, der Zahl früherer Aborte und Totgeburten. Zusätzlich fand sich bei Kindern stark rauchender Väter auch noch ungefähr eine doppelt so hohe Frequenz schwerer Mißbildungen [23]. Der Schädigungsmechanismus ist hierbei unbekannt, vermutlich jedoch handelt es sich um einen Kombinationseffekt der zahlreichen im Tabak vorkommenden Substanzen mit biologischem Langzeiteffekt.

Auch das Passivrauchen wirkt sich auf den kindlichen Organismus negativ aus. So erkranken die Kinder rauchender Eltern speziell in den ersten zwei Lebensjahren häufiger an Erkrankungen der Atemwege, speziell an Bronchitis und Pneumonie als Kinder, deren Eltern Nichtraucher sind [16].

Aber nicht nur durch Passivrauchen werden die Kinder rauchender Eltern geschädigt — in anderen Beiträgen wird dazu noch detaillierter eingegangen — sondern auch durch das negative Leitbild der Eltern.

Die bisher vorliegenden Untersuchungsergebnisse machen deutlich, daß Rauchen in der Schwangerschaft verantwortungslos gegenüber dem werdenden Leben ist.

Literatur

1. Butler, N. R., H. Goldstein and E. M. Ross: Brit. Med. J. **2** (1972), 127
2. Butler, N. R., and H. Goldstein: Brit. Med. J. **4** (1973), 573
3. Comstock, G. W., F. K. Shah, M. B. Meyer and H. Abbey: Am. J. Obstet. and Gynecol. III (1971), 53
4. Goldstein, H.: Am. J. Epidemiol. (1972) 95, 1.
5. Nature (1973): Editorial: Smoking, Pregnancy and Publicity. Spet. 14th.
6. Niswander, K. R., and M. Gordon: The Women and their Pregnancies W. B. Saunders, Philadelphia (1972)
7. Ontario Dept. of Health (1967) Supplement to the Second Report of the Perinatal Mortality Study Ontario Dept. of Health, Ontario, Canada.
8. Popper, K. R.: Objective Knowledge, an Evalutionary Approach. Oxford Univ. Press, London (1973)
9. Rantakallio, P.: Groups at Risk in Low Birthweight Infants and Perinatal Mortality. Acta Paediatrica Scandinavia. Suppl. 193 (1969)
10. Schartz, D., J. Goujard, M. Kaminski and C. Rumeau-Rouquette: Dev. Europ. Etudes Clin. et Biol., **17** (1972), 867
11. Simpson, W. J.: A Am. J. Obstet. Gynecol. **73** (1957), 808.
12. U.S. Dept. Health, Education and Welfare: The Health Consequences of Smoking. Ch. 4 (1973) Public Health Service. Stock. No. 1723-00064
13. Yerushalmy, J.: Am. J. Epidemiol. **93** (1971), 443
14. Yerushalmy, J.: Am. J. Obstet. Gynecol. **112** (1972), 277
15. Vértes, L.: Zbl. f. Gynäkologie **92** (1970), 1395
16. Smoking and its Effects on Health, Report of a WHO Expert Committee, Technical Report Series 568, WHO, Geneva 1975
17. The Health Consequences of Smoking, U.S. Department of Health, Education, and welfare, Public Health Service, Health Services and Mental Health Administration (1973)
18. Fletscher, C. M., und D. Horn: Die WHO zum Thema „Rauchen und Gesundheit", Bundesgesundheitsblatt 1970, **23**, 309–321
19. Schmidt, F.: Gesundheitsschäden des Rauchens im Kindes- und Jugendalter, persönliche Mitteilung
20. Underwood, P. B., K. F. Kesler, J. M. O'Lane and D. C. Callagan: Obstet. and Gynec. **29** (1967), 1

21. Terris, M., and E. M. Gold: Amer. J. Obstet. Gynec. **103** (1969), 358
22. McMahon, B., M. Alpert and E. J. Salber: Amer. J. Epidem. **82** (1966), 247
23. Mau, G., und P. Netter: Dtsch. med. Wschr. **99** (1974), 21, 1113–1118

Psychologische Aspekte des Rauchens

W. SCHWARZ und D. PAUN

Dem Wesen nach ist das Rauchen weniger ein medizinisches als vielmehr ein psychologisches Problem. Maßnahmen zur Beeinflussung des Rauchverhaltens sollten vom Verständnis seiner psychologischen Hintergründe ausgehen.

Es gibt wohl keinen anderen Bereich des menschlichen Lebens, in dem der Widerspruch zwischen gesichertem Wissen und praktischem Verhalten größer wäre als beim Rauchen. Ärzte haben sich darum bemüht, unablässig mit bekannten und mit neuen alarmierenden Fakten auf die Gefährlichkeit dieser verbreiteten Verhaltensweise hinzuweisen und Patienten zum Aufgeben des Rauchens zu bewegen. Der Schlüssel zum Verständnis der Irrationalität des Verhaltens liegt aber letztlich bei der Psychologie.

Angesichts der engen Verflechtung medizinischer und psychologischer Gesichtspunkte ist die gemeinsame Arbeit von Ärzten und Psychologen am Problem des Tabakrauchens wünschenswert und nützlich.

In diesem Beitrag wollen wir versuchen, einige wesentliche Bedingungen für das Entstehen, das Festigen und Beibehalten sowie für das Ablegen von Rauchgewohnheiten zu skizzieren, um daraus Schlußfolgerungen für vorbeugende Maßnahmen abzuleiten.

1. Bedingungen für den Rauchbeginn

Im Zusammenhang mit der beschleunigten physischen, psychischen und sozialen Entwicklung verlagert sich die erste Bekanntschaft mit der Zigarette in immer frühere

Lebensalter. Ursprüngliches Rauchmotiv ist die Neugier (Biener).

Heute gilt als Probieralter im allgemeinen bereits das 9. Lebensjahr. Fast immer ist das Kind oder der Jugendliche von der ersten Zigarette enttäuscht. Sie schmeckt nicht und führt meist zu typischen Befindensstörungen. Diese unangenehme Erfahrung hat eine den Jugendlichen beeindruckende Kehrseite: Zigarettenrauchen erfordert offenbar eine besondere Konstitution, die der Raucher Nichtrauchern voraus haben muß. Die vermeintliche Toleranz gegenüber dem so eindrucksvoll wirkenden Gift der Zigarette wird zu einem wesentlichen Bestandteil des Raucher-Images Jugendlicher. Wer dem Gift gewachsen ist, kann damit vor anderen renommieren. Der Jugendliche raucht nicht trotz, sondern wegen der unangenehmen Wirkungen des Tabakrauches. Er will anderen damit seinen Mut beweisen. Das mit dem Rauchen verknüpfte Risiko ist eher erwünscht als störend. Mit der bereitwilligen Übernahme dieses Risikos will sich der Jugendliche demonstrativ aus der Obhut des Elternhauses lösen. Er möchte nunmehr — ebenso wie die Erwachsenen — selbst über sich verfügen können. Verbote der Eltern oder Erzieher bestärken ihn nur noch in diesem Wunsche.

Der „Renommierkonsum" beginnt etwa mit dem Einsetzen der Pubertät zwischen dem 11. und 13. Lebensjahr (Biener). Er entwickelt sich bei Jungen stärker und schneller als bei Mädchen. Die Geschlechtsdifferenzen gehen jedoch gegenüber früheren Generationen merklich zurück.

Das Renommierbedürfnis befriedigt sich zunächst im gelegentlichen Rauchen, führt aber sehr bald zu regelmäßigem Rauchen. Von der 8. zur 9. Klasse der allgemeinbildenden Schule nimmt der Anteil der regelmäßig rauchenden Schüler am stärksten zu. In dieser Zeit werden die meisten Gelegenheitsraucher zu Gewohnheitsrauchern (Schuchardt und Schuchardt, Goldberg, Reichel und Sautner).

Wer im Adoleszenzalter gelegentlich raucht, wird fast

zwangsläufig als Erwachsener regelmäßig rauchen. Nur etwa 15% der Probierer werden keine regelmäßigen Raucher (RUSSELL).

In erster Linie neigen diejenigen Jugendlichen verstärkt zum Rauchen, die mit ihrer sozialen Rolle unzufrieden sind. Das betrifft vor allem Kinder aus gestörten Familien sowie leistungsschwächere Schüler. Diese Schüler sind in der Regel die ersten, die in der Klasse rauchen. Das Hauptmotiv ist offenbar die Stärkung ihres Prestiges in der Gruppe.

Wenn es gelingt, durch das Rauchen in der Gruppe Aufsehen zu erregen, werden nach und nach auch leistungsstärkere Schüler in der Klasse zu rauchen beginnen. Mit der weiteren Verbreitung des Rauchens entwickelt sich ein Gruppenzwang, der viele Jugendliche gegen ihren Willen veranlaßt, mitzurauchen. Nach einer Untersuchung in mehreren allgemeinbildenden Schulen in Halle rauchen von den 14- bis 16-jährigen Oberschülern 23% wegen des Genusses, 10% um ihre Stärke zu zeigen, aber 67% vorwiegend deshalb, um sich nicht auszuschließen (GLÄSER, KARSDORF u. RENKER).

Die Entwicklung von Rauchgewohnheiten wird sehr stark vom Schultyp mitbestimmt. Je höher das Niveau der Schule, desto geringer ist der Anteil der Raucher, vor allem der regelmäßigen Raucher. Der Anteil der Raucher unter den Schülern nimmt in folgender Reihenfolge zu: Erweiterte Oberschule, Polytechnische Oberschule, Berufsschule, Sonderschule (GLÄSER, KARSDORF u. RENKER, SCHUCHARDT u. SCHUCHARDT, ZUBER u. ZUBER). Hierin zeigt sich recht deutlich die Beziehung des Rauchverhaltens Jugendlicher zu ihrem sozialen Status.

Einen wichtigen Einfluß auf das Rauchen Jugendlicher haben die Rauchgewohnheiten der Eltern, obwohl dieses Faktum in den Aussagen der Jugendlichen über ihre Rauchmotive nur eine untergeordnete Rolle spielt (ZUBER u. ZUBER). Übereinstimmend mit anderen Untersuchungen ermittelten SCHUCHARDT und SCHUCHARDT:

14–18jährige Jugendliche waren zu 28,6% regelmäßige Raucher, wenn beide Eltern rauchten. Wenn nur ein Elternteil rauchte, verminderte sich dieser Prozentsatz auf 23,3. Wenn beide Eltern nicht rauchten, waren nur 13,7% der Jugendlichen regelmäßige Raucher. „Jugendlichen mit höherem Bildungsgrad soll es eher gelingen, sich von den eingefahrenen Rauchgewohnheiten ihrer Eltern zu distanzieren.“ (Faust u. Mensen).

Der Anteil der Nichtraucher vermindert sich insbesondere bei den männlichen Jugendlichen bis zum Alter von 16 Jahren sehr rasch und unterschreitet teilweise bereits das Niveau der erwachsenen Bevölkerung. Das ist ein Zeichen dafür, daß bereits in diesem Lebensalter die späteren Rauchgewohnheiten vorgeprägt sind. Bis zum Alter von 20 Jahren ist es im wesentlichen entschieden, ob jemand Raucher ist und bleibt. Die überwiegende Mehrheit der heutigen Raucher hat bis zum Alter von 20 Jahren mit dem Rauchen begonnen (Hüttner u. a., Tölle). „Wenn jemand in diesem Alter Nichtraucher ist, ist es unwahrscheinlich, daß er noch mit dem Rauchen beginnt“ (Russell). Ebenso wie für den Alkoholkonsum lassen sich die dem Tabakrauchen zugrundeliegenden Motive in drei Gruppen einordnen. Wir verwenden dabei eine Systematik nach Bärsch.

Tabakrauchen ist eine *Statushandlung*. Wer als Jugendlicher ebenso lässig und selbstverständlich wie ein Erwachsener mit der Zigarette umgehen kann, glaubt damit sein Sozialprestige zu erhöhen.

Die „Leistung“ wird als besonders kühn eingeschätzt, wenn sie sich gegen den Willen von Autoritätspersonen richtet.

Tabakrauchen ist eine *Konformitätshandlung*. Es entwickelt sich zum verbindenden Merkmal einer Gruppe. Man raucht, um sich nicht auszuschließen und um nicht als Feigling und Muttersöhnchen zu gelten. Der Gruppenzwang ist stärker als das Verbot der Eltern.

Tabakrauchen ist eine *Ersatzhandlung*. Rauchen bietet Ersatz für viele unbefriedigte Bedürfnisse. Besonders wichtig für den Jugendlichen sind das Bedürfnis nach familiärer Geborgenheit ohne gewaltsame Einengung der individuellen Freizügigkeit, das Bedürfnis nach Verständnis und sozialer Anerkennung sowie das Bedürfnis nach Gerechtigkeit und Gleichberechtigung gegenüber Erwachsenen.

2. Bedingungen für das Festigen und Beibehalten der Rauchgewohnheit

Bei einer voll entwickelten Rauchgewohnheit sind die Motive, die zur Aufnahme des Rauchens führten, nicht mehr die eigentliche Basis des Rauchverhaltens. Hauptbedingung für das Fortsetzen des Rauchens ist die psychische und/oder körperliche Abhängigkeit. Diese Abhängigkeit wird durch einen in der Regel kurzzeitigen Lern- und Gewöhnungsprozeß erworben. Außerordentlich fördernd für die Gewohnheitsbildung ist die unmittelbare psychologische und pharmakologische Wirkung jeder Zigarette, Zigarre oder Pfeife im Sinne einer stets positiven Bekräftigung des Verhaltens ohne eine vollständige Befriedigung des zugrundeliegenden Bedürfnisses. Die verbleibende Bedürfnisspannung motiviert ständig zur Fortsetzung des Verhaltens, ohne daß jemals eine Sättigung eintritt. Dieser Effekt ist bei weitem wirksamer als die Aussicht auf negative Folgeerscheinungen, die sich erst nach längerer Zeit und dann auch nicht unbedingt, sondern lediglich mit statistischer Wahrscheinlichkeit einstellen.

Vom Raucher wird die pharmakologische Wirkung des Tabaks unabhängig von der objektiven Wirksamkeit jeweils in dem Sinne gedeutet, wie sie in Anbetracht seiner derzeitigen Stimmungs- und Erregungslage erwünscht wäre: „als Anregung, wenn er sich langweilt, und als Dämpfung und Beruhigung, wenn er in einem Übermaß von Spannungen steht ..." (Gabriel). Diese paradoxe (subjektive) Wirkung, die teilweise im Widerspruch zum objektiv meßbaren pharmakologischen Effekt steht, wird unter psychopathologischem Aspekt bereits als süchtige Fehlhaltung gedeutet (SATTES, zit. bei GABRIEL, S. 11).

Die in diesem Sinne universell ausgleichende Funktion des Tabakrauchs qualifiziert ihn zu einem „treuen Freund", der immer hilft und scheinbar niemals straft. Es gibt ungezählte Situationen, in denen der Raucher den Tabak oder das Rauchzeremoniell als angenehm erlebte, sei es, um Kontakt zu finden oder um Langeweile zu überstehen, um Ärger zu dämpfen oder um ein angenehmes Erlebnis noch angenehmer zu machen.

Solche und ähnliche Situationen erlebt jeder Raucher in verschiedenen Zusammenhängen. Dadurch werden nicht nur die Schlüsselsituation, sondern auch die begleitenden Umstände letztendlich mit dem Rauchen assoziiert. Die Rauchgewohnheit wird generalisiert und ist schließlich nicht mehr von bestimmten Auslösesituationen abhängig. So vollzieht sich der Übergang vom Gelegenheitsraucher zum Gewohnheitsraucher, der nicht mehr auf bestimmte äußere Anlässe hin, sondern aus einem inneren Zwang raucht. Ein durch Belastungen im Berufs- und Privatleben erhöhter täglicher Zigarettenkonsum wird auch nach Fortfall dieser auslösenden Umstände beibehalten, weil inzwischen ein neues Verhaltensmuster gebildet wurde, das auf eine äußere Stimulierung nicht mehr angewiesen ist.

Neben der psychischen kann sich auch eine körperliche Abhängigkeit vom Rauchen entwickeln. Diese Abhängigkeit beruht im wesentlichen auf Kompensationsmechanismen, die der Organismus einsetzt, um die durch das Rauchen gestörte Kreislauf- und Stoffwechselregulation auszugleichen. Bereits eine halbe Stunde nach der letzten Zigarette sinken verschiedene physiologische Parameter unter den individuellen Normwert und zwingen den Raucher dazu, die nächste Zigarette zu rauchen. Längere Tabakabstinenz führt in diesen Fällen zu unangenehmen körperlichen Entzugserscheinungen. Dieser Zustand charakterisiert bereits den Suchtraucher.

Demzufolge unterscheiden wir in Anlehnung an LICKINT im wesentlichen drei Rauchertypen: Gelegenheits-, Gewohnheits- und Suchtraucher. Als einen weiteren Rauchertyp bezeichnete LICKINT den periodischen Raucher, der nach einer Periode starken Rauchens für einige Zeit völlig ohne Tabak auskommt, um danach wieder in gewohnter Weise zu rauchen.

Eine andere Rauchertypologie geht auf TOMKINS zurück. TOMKINS unterscheidet vier generelle Typen des Rauchverhaltens: 1. gewohnheitsmäßiges Rauchen, 2. Positiv-Affekt-Rauchen, 3. Negativ-Affekt-Rauchen, 4. süchtiges Rauchen. Der Autor sucht das Rauchverhalten zu verstehen, indem er den Affekt als primäres Motiv menschlichen Verhaltens den Rauchgewohnheiten zugrunde legt. Durch das Rauchen werden ja tatsächlich vegetative Vorgänge manipuliert, die regulär als physiologische Basis menschlicher Gefühlsregungen auftreten. Mit Hilfe einer Zigarette, Zigarre oder Pfeife ist es also möglich, emotionale Zustände auf humoralem Wege zu beeinflussen: eine für den Raucher oft bequeme Form der Bewältigung seines Gefühlslebens.

Der Positiv-Affekt-Raucher nach TOMKINS raucht vor Erregung, Freude oder angenehmer Überraschung, also wenn es ihm gut geht oder wenn er ein angenehmes Erlebnis erwartet. Der Negativ-Affekt-Raucher raucht vor Schmerz, Ärger, Furcht, Scham oder aus Verachtung. Er raucht, um negative Affekte zu unterdrücken. Beim Suchtraucher treten beide Tendenzen in verstärkter Form auf: Er hat nur noch dann positive Gefühlsregungen, wenn er raucht. Negative Affekte glaubt er durch nichts anderes als durch die Zigarette bewältigen zu können. Sein ganzes Gefühlsleben ist also vom Rauchen abhängig. Er leidet unter der Abstinenz am stärksten, ist aber erfahrungsgemäß nach der Entwöhnung besser als andere Rauchertypen vor Rückfällen gefeit — offenbar deshalb, weil ihm der Zwangscharakter seines Rauchverhaltens stärker als allen anderen bewußt wurde.

3. Bedingungen für das Abgewöhnen

Das Rauchverhalten ist das Ergebnis eines individuellen Lernprozesses. Obwohl der Rauchakt selbst interindividuell relativ konform verläuft, sind die zugrundeliegenden Lernprozesse recht verschiedenartig konditioniert. Darin liegt die Schwierigkeit der Entwöhnungstherapie. Ein äußerlich gleichartiger Handlungsvollzug läßt sich bei verschiedenen Personen nicht mit gleichen Mitteln abbauen, wenn er psychologisch jeweils verschieden konditioniert ist. Im Grunde geht es darum, die dem Rauchverhalten individuell zugrundeliegenden Bedingungen unwirksam zu machen oder sie als Auslöser für andere Verhaltensweisen umzuprogrammieren.

Der erste Schritt der Entwöhnungstherapie besteht darin, die verhaltensbestimmenden Bedingungen aufzudecken und dem Entwöhnungswilligen bewußt zu machen. Vielen Rauchern fällt es schwer, zu sagen, warum sie rauchen. Die entwürdigende Abhängigkeit wird gern durch andere Motive verschleiert, die für Außenstehende und auch für das eigene Gewissen einsichtiger sind. Wenn der starke Raucher vom Zigaretten„genuß" spricht, so liegen hierbei meist nostalgische Reminiszenzen an die frühere Zeit maßvollen Rauchens vor. Unkontrolliertes Rauchen vermittelt keinen spezifischen Rauchgenuß mehr.

Entwöhnungswillige Raucher sind sich im allgemeinen über den Zwangscharakter ihres Verhaltens im klaren. Das bedeutet aber nicht, daß sie schon eindeutig gegen das Rauchen motiviert sind. Sie wehren sich gegen die Abhängigkeit, möchten aber gern wie früher gelegentlich und mit Genuß rauchen. Starke Zigarettenraucher leiden nicht selten unter einer Ambivalenz der Motive, wobei abwechselnd die Motive für und gegen das Rauchen dominieren.

Dieser Kampf der Motive muß durch ein starkes Leitmotiv *für* die Entwöhnung eindeutig entschieden werden. Eine solche positive Orientierung ist besser als eine Motivierung *gegen* das Rauchen. Je mehr etwas bekämpft wird, desto größere Bedeutung bekommt es (SPIEGEL). Das Ziel muß konstruktiv sein, von ihm muß Kraft ausgehen, es muß anziehen. Negative Haltungen gegen das Rauchen vermögen selten die nötige Kraft und Ausdauer für die Entwöhnung zu verleihen. Angst ist ein schlechter Ratgeber.

So haben es die von Ärzten zur Raucherentwöhnung überwiesenen kranken Patienten mit vitaler Indikation am schwersten, obwohl der Laie das Gegenteil annehmen möchte.

Ca. 50% aller Patienten mit schweren Beinarterienerkrankungen rauchen trotz dringendsten ärztlichen Rates selbst nach der ersten Amputation bald weiter, obwohl oder gerade weil sie den Tod vor Augen sehen, der bei Weiterrauchen (und vielleicht auch sonst) droht (HOCHREIN u. SCHLEICHER).

Im übrigen muß der Fülle der mehr oder minder überzeugt vorgebrachten Gründe für das Rauchen mit einer noch größeren Fülle von Gegenargumenten begegnet werden, die am wirksamsten nicht vom Therapeuten, sondern in der Gruppentherapie vom Co-Therapeuten, dem entwöhnten Laien, geliefert werden.

Das Ziel der ersten Entwöhnungsphase besteht darin, den Entwöhnungswunsch in einen festen Entschluß zum Nichtrauchen zu überführen, der durch eine Reihe von Motiven ausreichend fest begründet ist. Dieser Entschluß muß anhand von Kenntnissen und Einsichten von jedem Probanden auf der Grundlage seiner individuellen Motivation freiwillig gefaßt werden. Auch den Entwöhnungstermin muß sich jeder selbst stellen. Wir geben lediglich die Empfehlung, nicht schrittweise, sondern von einem Tag zum anderen, aufzuhören.

Eine weitere wichtige Voraussetzung für die Tabakentwöhnung ist die gegenseitige Unterstützung — durch die Familie, das Arbeitskollektiv, durch einen entwöhnungswilligen Partner und/oder durch die Gruppe in der Raucherberatung.

Die hier genannten Voraussetzungen für die Entwöhnung wurden bereits von LICKINT formuliert.

Mit der letzten Zigarette ist für den ehemaligen Raucher die Entwöhnung noch nicht abgeschlossen. Meist verspüren die Probanden erst jetzt ihre Abhängigkeit, von der sie sich nun befreien müssen. Je nach Art dieser Abhängigkeit ergeben sich mehr oder minder starke Probleme oder Komplikationen.

Bei einer vorwiegend physischen Abhängigkeit vom Tabakrauch beginnt die schwierigste Phase unmittelbar nach Beginn der Abstinenz. Die Probanden leiden unter massiven Befindensstörungen, haben aber nach wenigen Tagen das Schlimmste überstanden.

Ist dagegen die Abhängigkeit vorwiegend psychisch bedingt, so verlaufen die ersten Tage der Abstinenz relativ problemlos — sofern der Kampf der Motive zugunsten eines starken Entwöhnungsmotivs entschieden ist. Der Proband muß lernen, Affektzustände, bei denen bisher die Zigarette gewohntes Kompensationsmittel war, in anderer Weise abzureagieren. Dadurch ergibt sich zeitweise eine Unsicherheit in der Affektbewältigung: der Entwöhnte erscheint nervös und unausgeglichen. Ist die generelle psychische Abhängigkeit im wesentlichen überwunden, so können die im Gewöhnungsprozeß verdeckten ursprünglichen Auslösesituationen für das Rauchen wieder an Bedeutung gewinnen: die gemütliche Atmosphäre einer Gaststätte, das Gespräch mit Freunden, eine angenehme oder unangenehme Nachricht. Solche gefühlsmäßig ansprechenden Ausnahmesituationen lösen mitunter plötzlich ein Rauchbedürfnis aus — um so mehr, je blasser inzwischen das Entwöhnungsmotiv geworden ist.

Nach der Lösung vom gewohnheitsmäßigen Rauchzwang verklärt sich Erinnerung an frühere gelegentliche Rauchfreuden zu strahlender Schönheit: der Proband erlebt nach einer Periode mühelosen Verzichts nunmehr eine Krisensituation, die sehr schnell zum Rückfall führen kann. In dieser Lage ist die Unterstützung von außen, z. B. durch die Gruppe, besonders wichtig.

Es genügt also nicht, den Entwöhnungswilligen lediglich von seiner gewohnheitsmäßigen Abhängigkeit zu befreien. Besonders bei vorwiegend psychisch Abhängigen ist es notwendig, im Verlaufe einer längerfristigen Nachbetreuung diejenigen individuellen Motive unwirksam zu machen, die in der Rauchergeschichte die ersten angenehmen Bekanntschaften mit der Zigarette vermittelten.

Wenn wir hier vom Entwöhnen gesprochen haben, so ist unser Anliegen damit nur unvollständig charakterisiert. Raucherberatung umfaßt mehr als nur Entziehung. Das Negative soll nicht nur entfernt, sondern durch Positives ersetzt werden. Raucherberatung wird damit zur Gesundheitserziehung im weiteren Sinne. Sie soll schließlich — vermittelt durch zahlreiche entwöhnte Raucher — nach dorthin ausstrahlen, wo die Prophylaxe gesellschaftlich am wirksamsten ist: in die Erziehung von Kindern und Jugendlichen zum Nichtrauchen.

4. Schlußfolgerungen

Rauchen kann als eine ubiquitäre, sozial eingeführte Verhaltensweise nur über seine sozialen und gesellschaftlichen Wurzeln wirksam und umfassend beeinflußt werden. Das schließt natürlich nicht aus, in begründeten Fällen auch das Symptom selbst zu behandeln, unser Hauptaugenmerk muß aber den Ursachen gelten.

Die Einstellungsbildung zum Rauchen und die Prägung des Rauchverhaltens beginnen bereits in früher Kindheit. Kinder rauchender Eltern erleben den Tabakrauch als scheinbar selbstverständliches Attribut des Erwachsenseins. Die Zigarette avanciert bereits in ihren Augen zum Prestigesymbol.

Unsere wichtigsten gesellschaftlichen Informationsträger, voran das Fernsehen, unterstützen und verallgemeinern diesen Eindruck kontinuierlich. Persönlichkeiten und Idole imponieren durch den Genuß des Tabaks und vor allem durch das damit verbundene Zeremoniell. Das Nichtrauchen hat noch keine adäquaten Leitbilder. Es ist als Verhaltensweise auch nicht so deutlich, einprägsam und attraktiv darstellbar wie das Rauchen. „Nichtrauchen“ kennzeichnet als Begriff zunächst nichts weiter als das Unterlassen einer Handlung. Die Vorsilbe „Nicht-“ deutet nicht Aktivität, sondern Passivität an. Für den Jugendlichen verbindet sich damit in vielen Fällen eine Abwertung im Sinne von „nicht trauen“, „nicht können“ oder „nicht dürfen“.

Wenn wir die Jugend zum Nichtrauchen erziehen wollen, müssen wir zunächst den Makel entfernen, der diesem Begriff anhaftet. Die negative durch eine positive Begriffsbestimmung zu ersetzen wäre dabei nur eine Äußerlichkeit. Entscheidender erscheint uns, wie die Erwachsenen durch ihr eigenes Verhalten den Begriffsinhalt bestimmen. Der Jugendliche soll aus dem Verhalten des Erwachsenen ersehen können: Nichtrauchen ist kein passives Verhalten, sondern Bestandteil des aktiven Bemühens um Gesundheit und Leistungsfähigkeit. Nichtrauchen in der Öffentlichkeit ist zugleich auch Rücksichtnahme auf die Bedürfnisse anderer Menschen und damit ein Teil sozialistischen Verhaltens.

Motive für das Nichtrauchen sollen Kenntnisse und Einsichten, aber nicht Befürchtungen und Verbote sein. Wenn auch Verbote für die Regelung bestimmter Konfliktfälle in der Öffentlichkeit unumgänglich sein dürften — für die Erziehung der Jugendlichen zum Nichtrauchen sind sie ungeeignet.

Ein Verbot, das sich an den Jugendlichen richtet und den Erwachsenen ausläßt, wertet das Nichtrauchen unter Jugendlichen ab und spielt das Rauchen zu einer Kraftprobe zwischen den Generationen hoch. Wenn sich der Jugendliche für das Nichtrauchen entscheidet, will er das ebenso wie der Erwachsene aus Einsicht und Überzeugung tun. Schule, Elternhaus und Jugendverband sowie unsere Massenkommunikationsmittel sollten mehr als bisher tun, um ihm bei dieser Entscheidung zu helfen.

Literatur

Bärsch, W.: Öff. Ges.-wes. **37** (1975), H. 4, S. 169–173
Biener, K.: Genußmittel und Suchtgefahren im Jugendalter Basel 1969: Karger, Med. päd. Jugendkunde, S. 10–34
Faust, V., und H. Mensen: „Hippokrates" Inform. aus d. med. Wiss. u. Praxis **45** (1974), H. 2, S. 210
Gabriel, E.: Die Süchtigkeit. Psychopathologie der Suchten Hamburg 1962
Gläser, V., G. Karsdorf und K. Renker: Z. ges. Hyg. **13** (1967), H. 9, S. 708–712
Goldberg, J.: Dtsch. Ges.-wes. **29** (1974), H. 49, S. 2346–2348
Hochrein, M., und I. Schleicher: Herz-Kreislauferkrankungen Bd. I, Darmstadt 1959: Steinkopff
Hüttner, H. u. a.: Dtsch. Ges.-wes. **27** (1972), H. 42, S. 1999 bis 2003
Hüttner, H. u. a.: Dtsch. Ges.-wes. **27** (1972), H. 44, S. 2094 bis 2098
Lickint, F.: Dtsch. Ges.-wes. **4** (1949), S. 1403–1406
Reichel u. Sautner: (pers. Mitt.)
Russell, M. A. H.: Br. J. med. Psychol. **44** (1971), H. 1, S. 1–16
Russell, M. A. H.: Br. Medical Journ. **2** (1971), S. 330–331
Russell, M. A. H.: Br. Medical Journ. **2** (1971), S. 393–395
Schuchardt, W., und S. Schuchardt: Dtsch. Ges.-wes. **27** (1972), H. 39, S. 1847–1850
Spiegel, H.: Int. Journ. Clinical and Experiment. Hypnosis **18** (1970), H. 4, S. 235–250
Stäcker, K.-H., und U. Bartmann: Psychologie des Rauchens Heidelberg 1974
Tölle, R.: Zigarettenrauchen. Zur Psychologie und Psychopathologie des Rauchens. Berlin-Heidelberg-New York 1974
Tomkins, S.: Amer. J. Public Health **56** (1966), Nr. 12, S. 17–20
Zuber, L., und R. Zuber: Zschr. ärztl. Fortbild. **67** (1973), H. 24, S. 1267–1273

Möglichkeiten der Verminderung von gesundheitsschädigenden Substanzen im Rauch von Zigaretten

W. Moldenhauer

Auf Grund seiner weltweiten Verbreitung sowie im Zusammenhang mit dem Auftreten von gesundheitsschädigenden Substanzen ist der Tabak ein viel untersuchtes Naturprodukt. Durch Einsatz moderner Analysenverfahren konnte besonders in den letzten Jahren die Bilanz der im Tabak enthaltenen Substanzen wesentlich ergänzt werden, wobei jedoch der Tabak noch keinesfalls als erforscht zu betrachten ist. Noch viel komplizierter als im Tabak sind die Verhältnisse im Tabakrauch. Bisher gelang es mehr als 1000 verschiedene chemische Verbindungen in diesem Aerosol nachzuweisen. Dabei hat man zu unterscheiden zwischen der Partikelphase und der Gasphase.

Die wesentlichsten Stoffklassen, die in der Partikelphase des Hauptstromrauches auftreten sind folgende: Aliphatische Kohlenwasserstoffe, aromatische Kohlenwasserstoffe, Karbonylverbindungen, Alkohole, Ester, Säuren, Basen, Nikotin-Alkaloide, Phenole und Sterine. Der Tabakrauch von Zigaretten entwickelt sich im Bruchteil einer Sekunde in einer Umgebung sehr hoher Temperaturen von ca. 890 bis 920 °C aus einer Vielzahl von dampfförmigen Stoffen und Fragmenten in einem Temperaturgefälle bis zu 600 °C pro cm und bildet dann nach Abkühlung beim Weiterströmen durch den Tabakstock ein stark konzentriertes Aerosol. Ein durchschnittlicher Rauchzug enthält ca. 10^{11} Teilchen mit einer Größe zwischen 0,1 bis 1 Mikron. Nur etwa 0,1 Sekunden nach der Bildung vergehen, bis der Raucher nach einem getätigten Zug das Aerosol inhaliert und nach 1 bis 2 Sekunden teilweise wieder exhaliert. Diese komplizierten

Erscheinungen im Tabakrauch sind auch die Ursache dafür, daß es bis heute noch nicht gelungen ist, die Zusammenhänge zwischen den Bestandteilen des Tabakrauches und der Auswirkung auf den menschlichen Organismus einzugrenzen.

Im Zusammenhang mit dem Auftreten vom Substanzen im Rauch, die eine gesundheitsschädigende Wirkung besitzen, hat es nicht an Versuchen gefehlt, nach Möglichkeiten zur Reduzierung dieser Stoffe zu forschen. Die bisher auf diesem Gebiet veröffentlichte Literatur ist sehr zahlreich. Diesbezüglich sei auf eine 1968 in den Berichten des Instituts für Tabakforschung, Dresden, publizierte und jährlich ergänzte Literatur- und Patentzusammenstellung hingewiesen.

In meinen nachstehenden Ausführungen beschränke ich mich auf einige Möglichkeiten, die bereits in der Praxis Anwendung finden bzw. deren Anwendung sich abzeichnet.

Zigarettenfilter

Eine echte Möglichkeit für eine teilweise Verminderung der gesundheitsschädigenden Substanzen im Hauptstromrauch von Zigaretten stellt die Verwendung von wirksamen Zigarettenfiltern dar. Die weit überwiegende Zahl der Zigarettenfilter besteht aus Zelluloseazetatfasern, denen zur Verfestigung Glyzerintriazetat zugesetzt wird. Neben diesen finden häufig Filter aus nach einem Spezialverfahren längsgekreppten Zellstoff Verwendung. Aus dem Wirkungsmechanismus dieser Filter ist abzuleiten, daß sie im wesentlichen nur die sogenannte Partikelphase des Rauchens beeinflussen, wobei nur im geringen Maße Selektivitätserscheinungen auftreten. Die Gasphase des Rauches durchströmt diese Filter praktisch unverändert. Unter Selektivität versteht man den Effekt, daß z. B. ein Stoff i stärker als alle anderen Stoffe aus dem Hauptstromrauch herausfiltriert werden.

Wenden wir uns zunächst den Zelluloseazetatfiltern zu. Diese Filter unterscheiden sich in der Faserstärke, im Faserquerschnitt sowie in der Faserzahl und werden mit unterschiedlichen Längen und Zugwiderständen her-

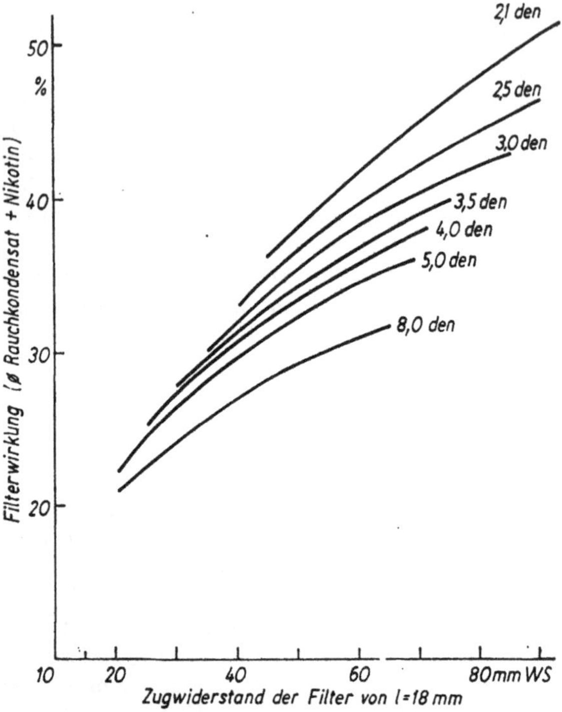

Abb. 1. Adsorptionswirkung von Azetatzellulosefiltern (1 = 18 mm) in Abhängigkeit des Zugwiderstandes

gestellt. Die gebräuchlichsten Querschnitte der einzelnen Fasern sind Y oder I-Formen, wodurch die wirksame Oberfläche erhöht wird. Fasern mit runden Querschnitt finden kaum noch Verwendung. Die Anzahl der Einzelfasern in einem Filter beträgt allgemein zwischen 10000 und 15000. Der Zusatz von Glyzerintriazetat bewirkt ein oberflächliches Anlösen und somit Verkleben der einzelnen Fasern.

In der Abbildung 1 ist die Abhängigkeit der Adsorptionswirkung dieser Filter (Länge = 18 mm) bezüglich des Effektes gegenüber Nikotin und wasserfreiem Rauchkondensat vom Zugwiderstand bei unterschiedlichen Einzeltitern dargestellt. Aus diesen Kurven geht eindeutig hervor, daß der Filtereffekt eine Funktion des Zugwiderstandes der Filter aber auch der Faserfeinheit ist. Eine Besonderheit der Azetatfilter ist seine selektive Wirkung gegenüber den Phenolen des Rauches. Dieser Effekt, der sich zwischen 60 und 80% der Phenole aus dem Rauch bewegt, resultiert aus der Glyzerintriazetat-Behandlung der Fasern.

Wie bereits einleitend erwähnt, finden sehr oft auch Zellstoffilter Verwendung. Aus einer Vielzahl von Untersuchungen handelsüblicher Filter konnten wir nachweisen, daß bei dieser Filterart eine lineare Abhängigkeit der Adsorptionswirkung vom Zugwiderstand besteht, wie aus der Abbildung 2 hervorgeht. Diese Filter besitzen gegenüber den Phenolen des Rauches keine selektive Wirkung. Durch eine Behandlung des Zellstoffes mit Glyzerintriazetat kann bei diesem Filter auch eine gewisse Selektivität erreicht werden, die jedoch deutlich unter der von Azetatfiltern liegt. Interessant ist eine Gegenüberstellung von Zellstoff- und Zelluloseazetatfiltern hinsichtlich der Retentionswirkung gegenüber Nikotin und wasserfreiem Rauchkondensat bei gleichem Zugwiderstand. Als Beispiel werden betrachtet 18 mm lange Filter mit einem Zugwiderstand von 40 mm Wassersäule. Zellstoffilter ergeben eine Wirkung von 35,5%, während mit Azetatzellulosefiltern selbst bei sehr feinen Fasern maximal nur 31% erreicht werden.

Vor einigen Jahren waren diese Unterschiede noch wesentlich deutlicher. Es ist damit zu rechnen, daß durch Weiterentwicklungen der Azetatfilter die Abhängigkeit der Adsorptionswirkung vom Zugwiderstand noch ver-

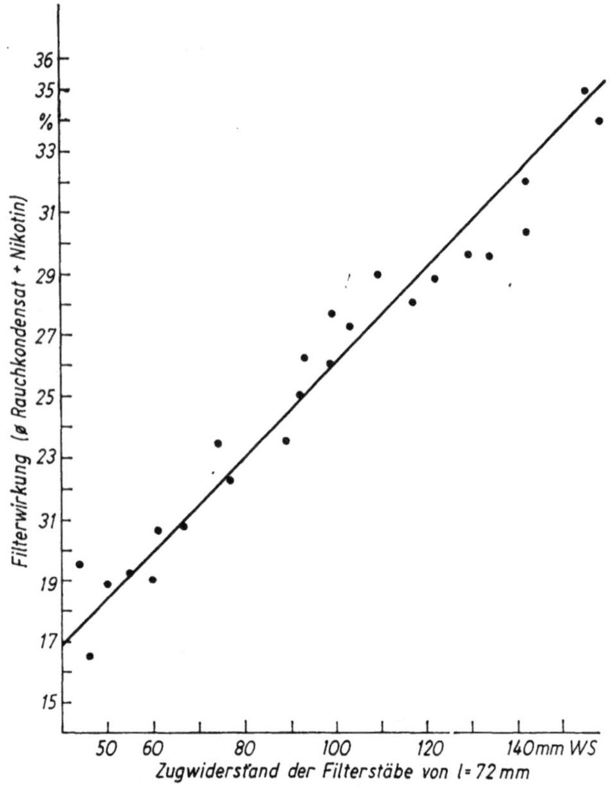

Abb. 2. Adsorptionswirkung von Filtern aus Zellstoff (1 = 12 mm) in Abhängigkeit des Zugwiderstandes

bessert wird. Durch Veränderung der Länge der Filter und somit des Zugwiderstandes kann die Adsorption in bestimmten Grenzen variiert werden. Erwartungsgemäß gibt es eine obere Grenze für die Adsorptionswirkung, die bei 40 bis 50% liegt. Bereits bei solchen Filtern sind die Aroma- und Geschmackswerte der Zigaretten beeinträchtigt und der Zugwiderstand der Zigaretten erhöht.

Neben den Filtern aus Zelluloseazetat bzw. Zellstoff findet man vereinzelt auch solche, die zusätzlich Aktivkohle enthalten. Diese Adsorptionsmittel haben praktisch keinen Einfluß auf die Partikelphase des Rauchens, sondern zeigen eine gewisse Wirkung auf bestimmte Bestandteile der Gasphase. Dazu zählen z. B. Azetaldehyd, Akrolein, Blausäure, Isopren und Benzol, jedoch nicht Kohlenmonoxid. Bei diesen Filtern muß man feststellen, daß in den ersten Rauchzügen tatsächlich ein erheblicher Teil dieser flüchtigen organischen Verbindungen von der Aktivkohle adsorbiert werden. Mit zunehmender Belastung dieser Adsorptionsmittel werden jedoch einige Verbindungen mit höherem Dampfdruck wieder desorbiert und treten verstärkt im Rauch auf.

Hochporöses Zigarettenpapier

Neben der Verwendung von Zigarettenfiltern zum Zwecke der Verminderung des Übergangs von Stoffen mit gesundheitsschädigender Wirkung in den Hauptstromrauch kommt dem Einsatz von hochporösen Zigarettenpapieren immer mehr praktische Bedeutung zu. Der Effekt derartiger Papiere beruht darauf, daß während des Rauchzuges an der Zigarette je nach dem Grad der Porosität mehr oder weniger Luft durch die Hülse in den Tabakstock gezogen und somit der Rauch verdünnt wird. Außer diesem reinen Verdünnungseffekt beobachtet man bei Zigaretten mit solchen Papieren eine merkliche Beeinflussung der Pyrolysebedingungen und damit Veränderungen in der Zusammensetzung des Hauptstromrauches. Interessant ist hierbei festzustellen, daß das Verhältnis Kohlenmonoxid zu Kohlendioxid bei zunehmender Porosität abnimmt und auch die Mengen an Phenolen reduziert werden. Durch entsprechende Versuche konnten wir nachweisen, daß ein Verdünnungseffekt des Rauches von 10 bis 15%, entsprechend einer relativen Porositätserhöhung von 3 bis 4,5 gegenüber normal porösen Papieren auch in geschmacklicher Hinsicht ohne weiteres vertretbar ist. Der kombinierte Einsatz von hochporösen Zigarettenpapieren in Verbindung mit wirksamen Zigarettenfiltern ist demzufolge eine echte Möglichkeit zur Reduzierung von gesundheitsschädigenden Substanzen im Hauptstromrauch. Allerdings muß hierzu bemerkt werden, daß derartige Zigarettenpapiere relativ schwierig in der Herstellung sind, so daß gegenwärtig hochporöse Papiere noch nicht in ausreichender Menge bereitgestellt werden können.

Tabakfolien und Austauschstoffe für Tabak

Die Verarbeitung der bei der Zigarettenherstellung anfallenden qualitativ vollwertigen Kurztabake einschließlich des Tabakstaubes zu Tabakfolien setzt sich in der Tabakindustrie immer mehr durch. Allgemein kann festgestellt werden, daß die Technologie zur Herstellung von Tabakfolien ein Mittel zur Veränderung der physikalischen Struktur des Tabaks darstellt. Auf diesem Wege ist es möglich, ein Material herzustellen, welches im Vergleich zum Tabak andere Verbrennungseigenschaften besitzt. Daraus resultieren qualitative und quantitative Veränderungen in der Rauchzusammensetzung. Außerdem bietet sich die Möglichkeit an, durch spezielle Zusätze zur Folie wie z. B. Titandioxid, aktives Aluminiumoxid den Rauch chemisch zu beeinflussen. Durch entsprechende Rauchuntersuchungen konnten wir nachweisen, daß im Rauch von puren Tabakfolien-Zigaretten im Vergleich zu solchen aus Schnittabak die Mengen an Rauchkondensat, Nikotin und Phenolen um 40 bis 55% vermindert werden und außerdem die Bildung von 3,4-Benzpyren gehemmt wird. Da die Herstellungsmengen und somit die Anteile der Mitverarbeitung von Tabakfolien in den Zigarettenmischungen, bedingt durch das Kurztabak- und Staubaufkommen, begrenzt sind (max. 10%), wirken sich die Veränderungen in der Rauchzusammensetzung der Zigaretten nur teilweise aus.

Ausgehend von den Erkenntnissen auf dem Gebiet der Tabakfolien zeichnet sich gegenwärtig international die Tendenz zur Entwicklung und ersten Testung von sogenannten Austauschstoffen für Tabak ab.

Wie aus Presse-Informationen bekannt wurde, sollen derartige Produkte keinerlei Tabak enthalten. Die möglichen Zusatzmengen zu Schnittabak werden mit 20 bis 25% angegeben. Erste wissenschaftliche Informationen über einen derartigen Austauschstoff sagen aus, daß die in der Partikel- und Gasphase auftretenden Substanzen gegenüber dem Rauch aus Naturtabak erheblich reduziert sind.

Die gegenwärtig laufenden Tests sowie die weiteren Entwicklungen auf diesem Gebiet werden darüber entscheiden, ob und in welchem Umfang sich derartige Austauschstoffe in der Praxis durchsetzen.

Kenntnisse und Einstellungen von Schülern der Klassen 5—10 zum Rauchen

U. Hablitschek

Vorbemerkung

Gesunde Lebensführung umfaßt viele Verhaltensbereiche der Persönlichkeit, wir beschränken uns hier auf einen Aspekt — das Wissen und die Interessen der Schüler im Hinblick auf konditionsmindernde Einflüsse.

Den folgenden auszugsweise dargestellten Untersuchungsergebnissen — sowie den daraus resultierenden Konsequenzen für die Praxis — liegt eine Längsschnittuntersuchung in den Jahren 1969—1975 ($n = 4\,423$) zur Problematik Nikotin — Alkohol — Medikamentenmißbrauch zugrunde.

Erfaßt wurden Wissen, Einstellungen, Motive und Verhaltensweisen von Schülern der Klassen 5—10, ebenso wie von Berufsschülern.

Die Ausführungen dienen mehr der Vermittlung eines Überblicks als der Darstellung einzelner Untersuchungsergebnisse.

Im Mittelpunkt aller gesundheitserzieherischer Bestrebungen in unserer sozialistischen Gesellschaft steht die Entwicklung einer Persönlichkeit, deren Streben nach Gesundheit, Leistungsfähigkeit und Lebensfreude bis ins hohe Alter immer mehr zum Bestandteil einer von der ganzen Gesellschaft getragenen, vom sozialistischen Staat geförderten und vom Bürger selbst gestalteten Lebensweise wird [1].

Dieser Prozeß der Entwicklung einer harmonisch entwickelten Persönlichkeit schließt auch Fragen der Gesundheitserziehung ein, denn Gesundheit als eine wesentliche Bedingung des Wohlbefindens und der Leistungsfähigkeit ist beeinflußbar und steigerungsfähig.

Diese Auffassung zur Gesundheit verdeutlicht, daß die

Gesundheitserziehung wesentlich zur politisch-ideologischen Erziehung der Schüler beiträgt. Sie ist insofern Bestandteil der staatsbürgerlichen Erziehung, da sie dem Schüler beispielsweise die Maßnahmen für das Wohl des Menschen als Wesenszüge der sozialistischen Gesellschaft bewußt macht bzw. die Notwendigkeit der Übereinstimmung zwischen klassenmäßiger Grundposition und sittlich-moralischer Verhaltensnormen — zu denen auch bestimmte Normen der gesunden Lebensführung gehören — verdeutlicht.

Es kommt darauf an, den Schülern die Zusammenhänge zwischen Gesundheit, Leistungsfähigkeit und Lebensfreude infolge körperlicher und psychischer Vervollkommnung und der gesundheitsfördernden Gestaltung der Arbeits- und Lebensbedingungen überzeugend darzustellen.

Erkennen und anerkennen bereits die Schüler den objektiven Wert der Gesundheit für sich selbst und für die Gesellschaft, wird ihre Fähigkeit und Bereitschaft entwickelt, daß sie ihr Leben nach den Normativen einer gesunden Lebensweise führen können und wollen.

Erhalten sie Möglichkeiten, um aktiv an der hygienischen Gestaltung ihrer unmittelbaren Umwelt und an der hygienischen Erziehung ihrer Klassenkameraden mitzuwirken, dann werden Persönlichkeitseigenschaften entwickelt und gefestigt, die für das aktive, den sozialistischen Normen entsprechende Zusammenleben im späteren Arbeitskollektiv bzw. in der Familie wichtig sind.

Soweit zu diesen grundsätzlichen Fragen.

In den letzten Ausführungen klang an, daß die Schüler Möglichkeiten erhalten müssen, um aktiv an der hygienischen Erziehung ihrer Klassenkameraden mitwirken zu können. Untersuchungen ergaben, daß das Verhalten der Schüler im Hinblick auf den Mißbrauch von Alkohol und Nikotin *vor allem* von der öffentlichen Meinung im Freundeskreis dazu abhängt.

Freitag/Christalle	(1969)	(Berufsschüler, $n = 714$)	[2],
Noack	(1969)	(Berufsschüler, $n = 500$)	[3],

Schneider/Lambrecht	(1974)	(Klassen 7—10, $n =$ 74)	[4],
Gillian	(1975)	(Klassen 9+10, $n =$ 75)	[5],
Knorn	(1975)	(Klassen 6—9, $n =$ 2230)	[6],

stellten übereinstimmend fest,

- daß die 1. Zigarette bei 80—95% der Schüler vom Freund angeboten wurde,
- daß 15jährige zu 69,8% in Pausen rauchen, also im Freundeskreis. Im Alter bis zu 18 Jahren verlagert sich das verständlicherweise auf Gaststätten und Rauchen zu Hause, [7]
- daß 57 bzw. 58% der rauchenden Schüler diese vom älteren Freund bekommen und daß nur 20—30% der rauchenden Schüler Zigaretten kaufen bzw. von Großeltern und Bekannten angeboten bekommen,
- daß dabei in 6., 7., 8. und 9. Klassen am Tag zu 80—87% bis zu 5 Zigaretten konsumiert werden (ca. 6% der Raucher geben 5—10 Zigaretten an, die restlichen sogar noch mehr), an erster Stelle teure Filterzigaretten.

Diese Ergebnisse beziehen sich auf Erhebungen in Stadtschulen; an Landschulen rauchen durchschnittlich um die Hälfte weniger Schüler (vgl. Knorn 1975).

Befragungen nach *Motiven* für das Rauchen bestätigten den *sozialen* Beweggrund.

Abgesehen vom ersten Neugierkonsum werden an erster Stelle Motive wie „Freund raucht“, „Nicht abseits stehen wollen“ usw. genannt.

Es liegt auf der Hand, daß bei der Entwicklung der Bereitschaft zur Vermeidung konditionsmindernder Einflüsse frühzeitiger auf die Herausbildung einer gesunden öffentlichen Meinung im Kollektiv geachtet werden muß, zumal da der erste Neugierkonsum — nach Stiehler (1969) [8] noch bei 13 Jahren, bei Schneider/Lambrecht (1974) schon vor dem 12. Lebensjahr liegt.

Der Beginn des regelmäßigen Rauchens, der bei Lickint (1959) [9] zwischen 15—16 Jahren (eine Zunahme von

24% bzw. 17–18 Jahren (ebenfalls eine Zunahme von 24%) lag, hat sich nach unseren Untersuchungen auf das 14.–15. Lebensjahr vorverlagert. (Vgl. NOACK, FREITAG/CHRISTALLE, STIEHLER, LAMBRECHT/SCHNEIDER).

Bedenklich erscheint besonders, daß vor allem Mädchen der 7. und 8. Klassen verantwortlich sind für den hohen Prozentsatz der rauchenden Schüler. 50–57% der Mädchen dieser Altersstufe rauchen, wenn auch – noch – nach ihren Angaben zu 62% in Abhängigkeit von der Gelegenheit.

Schulabgänger der 8. Klasse beginnen im Durchschnitt ein Jahr eher zu rauchen als Schulabgänger der 10. Klasse (vgl. BIGING) [10].

Die Herausbildung einer gesunden öffentlichen Meinung zum „Tabakproblem" erfordert, daß exakte anwendungsbereite umfassende Kenntnisse zu dieser Frage vermittelt werden. Wie jeder Erziehungsbereich muß sich auch die Gesundheitserziehung an übergeordneten Prozessen orientieren und sich mit ihrem speziellen Anliegen in allgemeinen Bildungs- und Erziehungsprozeß einordnen. Wir müssen uns auf solche Prozesse orientieren, die das einheitliche Vorgehen in der gesundheitserzieherischen Arbeit garantieren.

Die Kenntnisvermittlung der Schüler in bezug auf konditionsmindernde Einflüsse muß Sach-Norm-Wert- und Erfahrungskenntnisse umfassen, so – um bei unserem Beispiel zu bleiben – daß das Rauchen *keine* Privatangelegenheit ist, ja

- daß das Rauchen am Arbeitsplatz nicht nur den allgemeinen Gesundheitszustand des Werktätigen, sondern auch im besonderen die Arbeitsdisziplin und die Arbeitsfreude sowie das physische und geistige Leistungsvermögen als auch die Förderung der kameradschaftlichen Zusammenarbeit und gegenseitigen Hilfe beeinträchtigt,
- daß das tägliche aktive und – ich betone – passive Inhalieren von Tabakrauch die Lebenserwartung her-

absetzt, die Erkrankungshäufigkeit, Arbeitsunfähigkeit sowie Frühinvalidität fördert und die Arbeitsproduktivität vermindert

— und daß sich auch Konsequenzen für den sogenannten „Passiv-Raucher" ergeben.

Betrachten wir das Lehrplanwerk unter dem Aspekt der Kenntnisvermittlung zum Nikotinproblem, so kann zusammenfassend festgestellt werden:

— In den Lehrplänen der Klassen 5—10 sind Möglichkeiten zur Vermittlung gesellschaftlich-politischer, gesetzlicher, biochemisch-physiologischer Kenntnisse im Hinblick auf die Erziehung gegen den Nikotinmißbrauch vorhanden.

— Diese Anknüpfungspunkte beziehen sich vor allem auf allgemeine gesellschaftliche bzw. fachliche Kenntnisvermittlung und geben der systematischen Erziehung gegen konditionsmindernde Einflüsse wenig Raum.

— *Am Ende der siebenten Klasse* haben die Schüler bei effektiver Erziehung gegen Tabakmißbrauch erste Kenntnisse zu

- rechtlichen, ökonomischen und historischen Aspekten des Genußmittelmißbrauchs,
- der Frage der Konditionsminderung bei Tabakmißbrauch (auf sportlichem Gebiet) aus biochemischer Sicht,
- den Auswirkungen des Mißbrauchs in der Schwangerschaft bzw. im Kleinkindalter.

— Die Erziehung gegen Tabakmißbrauch auf der *Klassenstufe 8* ist verstärkt auf folgende zwei Schwerpunkte gerichtet:

- gesellschaftliche Voraussetzungen im Sozialismus zur Vermeidung konditionsmindernder Einflüsse (einschließlich Gestaltung von Lebens- und Arbeitsbedingungen und zwischenmenschlichen Beziehungen),

- toxikologische und medizinische Aspekte des Rauchens.

— In den *Klassen 9 und 10* werden diese Schwerpunkte ausgebaut, im besonderen hinsichtlich gesellschaftlich-politischer Fragen.

Insgesamt kann festgestellt werden, daß das Lehrplanwerk Anknüpfungspunkte für die Erziehung gegen konditionsmindernde Einflüsse enthält, daß sie allerdings der Konkretisierung auf Grund neuer wissenschaftlicher Einsichten in die Probleme der gesunden Lebensführung der jungen Generation bedürfen.

Ziehen wir nun die anwendungsbereiten Kenntnisse der Schüler als Vergleich hinzu, so wird folgendes sichtbar: Untersuchungen zum Kenntnisstand der Schüler (Schädlichkeit des Rauchens) ergaben, daß in den 6. Klassen, also zu dem Zeitpunkt, da die ersten Rauchversuche unternommen werden, bei 72,1% nur geringe Kenntnisse vorherrschen (Kunze 1972) [11], in den 7. bis 9. Klassen sind unter Berücksichtigung der Kenntnisvermittlung in den Fächern Biologie und Chemie 89,6 bis 95,9% der Schüler (Gillian 1975), (Knorn 1975), in der Lage, richtig die Schädlichkeit des Rauchens einzuschätzen. Weiterführende Befragungen bei Lehrlingen zeigten, daß 15 bis 18jährige Lehrlinge zu 70—80% gut informiert sind (Freitag/Christalle 1969).

Woran liegt es,

— daß die Schüler im Hinblick auf die Gefährlichkeit des Rauchens nur lebensbedrohliche Erkrankungen, wie Krebs, Herzinfarkt usw. kennen, also die möglichen Auswirkungen des Tabaks nach 20—30 Jahren,

— daß sie Auswirkungen nennen, die für sie zur Zeit scheinbar noch keine Bedeutung haben, daß sie die Auswirkungen, die für sie, für die Gestaltung ihrer zwischenmenschlichen Beziehungen, für ihr Äußeres, zur Zeit eine Rolle spielen, *nicht* kennen?

Ich glaube, daß das ganz einfach ein Problem der richtigen, altersmäßigen Motivation ist — einer Motivation, die auf die Leistungsfähigkeit, auf das Anpassungsvermögen, auf das Äußere und auf ein soziales Aufwerten des Nichtrauchers orientieren sollte. In diesem Zusammenhang laufen bei uns z. Zt. Untersuchungen zur Frage, welche Argumente für das Nichtrauchen bzw. gegen das Rauchen auf den einzelnen Klassenstufen ansprechen.

Wenn die Kinder und Jugendlichen bei dieser allgemeinen Fragestellung noch relativ zufriedenstellende Antworten gaben, dann wird bei spezielleren Fragen (Nikotingehalt in einer Zigarette, Tierexperimente zur Schädlichkeit, Wirkungsweise auf das Äußere, auf zwischenmenschliche Beziehungen usw.) (vgl. GILLIAN 1975) sichtbar, daß nicht mehr als durchschnittlich 5% der Schüler in 9. und 10. Klassen über anwendungsbereite Kenntnisse verfügen.

Worin sind dafür die Ursachen zu suchen? Bestimmt nicht im fehlenden Interesse der Jugendlichen, denn 85,0% der Schüler der 6. Klasse (KUNZE 1972), 75% der Schüler der 9. Klasse, 58% der Schüler der 10. Klasse (GILLIAN 1975) wollen mehr über „das Rauchen“ wissen. Sie sind daran echt interessiert, nicht aus Neugier, auch nicht aus rein wissenschaftlichem Interesse, sondern einfach aus dem Motiv heraus: mehr wissen zu wollen (60% vgl. GILLIAN 1975). Warum nutzen wir dieses Interesse, diese „Erscheinung der Gerichtetheit der Persönlichkeit“, dieses Motiv nicht, „das durch seine bewußt gewordene Bedeutsamkeit und durch seine emotionale Anziehungskraft wirkt“ [12] für unsere gesundheitliche Erziehungsarbeit?

Sind die globalen und oberflächlichen Kenntnisse der Schüler neben unzureichender Motivation nicht auch ein Ergebnis einer Kenntnisvermittlung, die nicht immer auf letzte, interessante Ergebnisse, z. B. der „Tabakforschung“ basiert?

Nutzen wir immer neueste Untersuchungsergebnisse,

z. B. daß die Interessen der Schüler der Klassen 6 und 7 einander ähnlicher sind als die der Schüler in 5. und 6. Klassen, auch wenn sie nicht in jedem Fall jahrelang erprobt sind? Exakte wissenschaftliche Sach-, Norm-, Wert- und Verfahrenskenntnisse bei einer positiven Stimulierung der gesunden Lebensweise, ohne an der Wirklichkeit vorbeizugehen, bei jugendgemäßer Motivation sind notwendig! Nur so erreichen wir, daß das Sachinteresse der Schüler dazu führt, daß sie ihr Verhalten in die Richtung lenken, die ihrem Interesse entspricht. Dieses Interesse kann, wie RUBINSTEIN schreibt, zur „Generallinie" für das ganze Leben werden, auch für die Einstellung zur gesunden Lebensweise und zur Verantwortung dem „Nichtraucher", der eigenen Gesundheit und dem Staat gegenüber.

Soweit zu einigen Kenntnissen und Interessen der Schüler zum Tabakproblem.

Unsere Untersuchungen ergaben, daß vor allem die Kenntnisse, Einstellungen und Gewohnheiten der Eltern hinsichtlich des Genusses von Alkohol, Nikotin und ihr Verhalten gegenüber Medikamenten für die Verhaltensweisen der Schüler verantwortlich sind und daß hierin eine weitere Ursache für den beobachteten Gegensatz zwischen Wissen und Verhalten der Schüler liegt (GILLIAN 1975).

Unsere Untersuchungen zeigten,

- daß ⌀ 65% der Väter und 25% der Mütter (MUTH 1971) [13] rauchen (vgl. auch LAMBRECHT/SCHNEIDER, NOACK, STIEHLER, KLEIN [14]), bei BIGING sogar 87% der Väter – in der Regel nach Aussagen der Schüler aus Nervosität und Langerweile!

- daß ⌀ zwei Drittel der Eltern wissen, daß ihre 12 bis 14jährigen Kinder rauchen (28% der Schüler der 6. Klasse, 60% der Schüler der 7. Klasse und 79,1% der Schüler der 8. Klasse bestätigen, mit Wissen der Eltern zu rauchen),

— daß aber auch die Eltern bei allen Befragten im Hinblick auf die Aufklärung zum Tabakproblem bei ca. 62% der Schüler in den 6.–8. Klassen an 1. Stelle stehen (in den 9. Klassen rangiert die Schule vor dem Elternhaus). (Knorn, Kunze)

Verwundert es, daß dann zwei Drittel der Schüler einschätzen: Diese Aufklärung war nutzlos, da unglaubwürdig?

Aufklärung allein genügt nicht — sie muß mit erzieherischen Einwirkungen einhergehen (Vorbild, Taschengeldkontrollen etc.). Betrachten wir die Einflußnahme der Eltern der Schüler (7. Klasse), die nicht rauchen, so wird deutlich, daß sie das Rauchen zu 63,5% verbieten, daß 31,7% davon abraten, der Rest von 4,8% kümmert sich gar nicht darum.

(Vergleich Eltern rauchender Schüler: 43,8% verbieten es, 50% raten davon ab, 6,2% kümmern sich nicht darum.)

Ohne diese Ergebnisse überzubewerten, zeigt sich doch, daß nur die Vielfalt und Übereinstimmung von erzieherischen Maßnahmen Erfolg verspricht.

Ich möchte betonen: Es geht mir um die Verbesserung der Erziehung gegen konditionsmindernde Einflüsse, nicht um eine Fehlerdiskussion.

Bereits im Jahre 1965 wurde in einer Stellungnahme des Ministeriums für Gesundheitswesen zum Tabakrauchen festgestellt: [15]

„Nach Auffassung des Ministeriums für Gesundheitswesen tragen alle Erwachsenen, vor allem die Eltern und Erzieher, eine große Verantwortung, um unsere Kinder rechtzeitig und wirksam von der Schädlichkeit des Rauchens zu überzeugen." Zu überzeugen schließt positive Stimulierung des Nichtrauchers, ansprechende altersgemäße Motivierung, exakte Kenntnisse und Vorbildwirkung ein!

Eine 1970 durch die WHO angefertigte Expertenstudie [16] weist darauf hin, daß das Zigarettenrauchen zu einem Gesundheitsproblem von internationalem Rang geworden ist.

Die in diesem Zusammenhang genannten 10 Hauptaufgaben, mit denen sich die WHO an ihre Mitgliedstaaten wendet, sind in der DDR bereits seit Jahren erfüllt. Trotzdem bleibt noch vieles zu tun, z. B. daß „Maßnahmen gegen das Rauchen zum *Bestandteil* aller medizinischen und gesundheitserzieherischen Programme werden."

Wir schlagen deshalb gegen den Nikotinmißbrauch an den Schulen Leitungskonsequenzen für den unterrichtlichen und außerunterrichtlichen Bereich vor, die im Anhang aufgeführt werden.

Anhang:

Erziehung gegen den Tabakmißbrauch an der POS

1. Verstärkte Aufklärung im unterrichtlichen Bereich durch effektive Nutzung der erzieherischen Potenzen der Lehrpläne

1.1. Leitungskonsequenzen

Erziehung zur Ablehnung des Nikotingenusses als *Unterrichtsprinzip und Bildungsinhalt* vor allem in den Fächern Biologie, Deutsch, Kunsterziehung, Staatsbürgerkunde und Chemie.

1.2. Notwendigkeit einer Schulhygieneordnung, in welcher festgelegt wird, daß diese erzieherischen Potenzen der Lehrpläne *effektiv genutzt werden.*

1.3. Notwendigkeit eines hygienebeauftragten Lehrers an jeder Schule, um die erzieherischen Potenzen des unterrichtlichen und außerunterrichtlichen Bereichs gegen das Rauchen zu koordinieren bzw. um eine ständige Befähigung der Fachlehrer zu sichern (Frage der Motivation).

1.4. Einsatz von Hygieneschülern, die den Nikotin-

mißbrauch in den einzelnen Klassen kontrollieren und die gemeinsam mit den Räten zur Agitation gegen das Rauchen fähig und bereit sind.
In diesem Zusammenhang müssen Mittel und Wege gefunden werden, um die Autorität der Hygieneschüler in der Klasse zu stärken.

1.5. Sichtagitation (Wandzeitungen, Ausstellungen) zum Krankenstand durch Nikotinmißbrauch, zur Schadwirkung der Zigaretten usw.).

1.6. Vorbildwirkung der Lehrer — Rauchverbot in Lehrerzimmern und auf dem Schulhof.

2. Verstärkte Aufklärung im außerunterrichtlichen Bereich

(Anwendung der Kenntnisse aus dem Unterricht, Aneignung von Spezialkenntnissen in Arbeitsgemeinschaften und Zirkeln, besonders Herausbildung von echten Motiven gegen das Rauchen).

2.1. Verstärkte Einbeziehung der Pionier- und FDJ-Organisation bei der Einstellungs- und Motivbildung gegen das Rauchen.
Möglichkeiten:

- Thematische Veranstaltungen, z. B.:
  - im Pioniergesetz wird eine gesunde Lebensweise gefordert — gehört dazu das Rauchen?
  - Das sozialistische Gesundheitswesen (Zusammenkünfte mit Medizinern).
  - Das Persönlichkeitsbild eines jungen Menschen in unserer Gesellschaft.
  - Gesund leben — viel leisten — gut aussehen.
  - Wie lebt ein Sportler? ... etc.
- Besuch von Ausstellungen des DHM, Aussprache über entsprechende Filme, Bücher usw.

- Tätigkeit in einem Zirkel:

  Chemiezirkel — Analyse der Wirkung von Zigarettenrauch.
  Mathematikzirkel — Auswerten von Krankenstandsanalysen etc.
  Zirkel junger Sanitäter — Vorbereitung auf Aufklärungsarbeit unter den Schülern, Sammeln von wissenschaftlichen Artikeln gegen das Rauchen.
- Engere Zusammenarbeit mit medizinischem Personal, mit Bezirks- und Kreiskabinetten des DRK usw. bei der Vorbereitung der thematischen Veranstaltungen bzw. in der Zirkeltätigkeit.

2.2. Gesundheitswoche an der Schule
Foren, Ausstellungen, Vorträge zur schädlichen Wirkung des Rauchens (mit Medizinern).

2.3. Verstärkte Zusammenarbeit mit den Eltern, z. B. in Elternabenden Nutzung zentraler Vorgaben der WHO „Gesund das Leben in der Familie" usw., Hinweise auf Taschengeldkontrollen. Orientierung des Elternbeirates, des Elternaktivs auf den Kampf gegen Nikotinmißbrauch und Erarbeitung von schulspezifischen Hinweisen für die Erziehung gegen das Rauchen.

Die Vorschläge konnten nur thesenhaft und schwerpunktmäßig dargestellt werden, besonders für den außerunterrichtlichen Bereich ergeben sich umfassende Möglichkeiten zur Erziehung gegen das Rauchen.

•

Literatur

1. HONECKER, E.: Rechenschaftsbericht des ZK der SED an den VIII. Parteitag, Broschüre, S. 79
2. FREITAG, W. und D. CHRISTALLE: Zu Nikotin- und Alkoholmißbrauch von Jugendlichen — ein Beitrag zur Gesundheitserziehung im Jugendalter. Veröffentl. Belegarbeit, PH Halle 1969 Wissenschaftsbereich Gesundheitserziehung

3. Noack, G.: Zu Nikotin- und Alkoholmißbrauch bei Jugendlichen — ein Beitrag zur Gesundheit im Jugendalter. Unveröff. Belegarbeit, PH Halle 1969 Wissenschaftsbereich Gesundheitserziehung
4. Lambrecht, S. und C. Schneider: Gesundheitswissen und Gesundheitsinteressen der Schüler der Klassenstufen 7—10 auf dem Gebiet des Genuß- und Arzneimittelmißbrauchs. Unveröff. Diplomarbeit, PH Halle 1974 Wissenschaftsbereich Gesundheitserziehung
5. Gillian, G.: Gesundheitswissen und Gesundheitsinteressen der Schüler der Klassenstufen 9 und 10 auf dem Gebiet des Genußmittelmißbrauches. Unveröff. Diplomarbeit, PH Halle 1975 Wissenschaftsbereich Gesundheitserziehung
6. Knorn, H.: Gesundheitswissen und Gesundheitsinteressen der Schüler auf den Klassenstufen 6—9 Manuskript zur Dissertation A, PH Halle 1975 Wissenschaftsbereich Gesundheitserziehung
7. Freitag, W. und D. Christalle: A. a. O.
8. Stiehler, H.: Zum Alkohol- und Nikotinmißbrauch von Jugendlichen. Unveröff. Belegarbeit, PH Halle 1969 Wissenschaftsbereich Gesundheitserziehung
9. Lickint, F.: Jugend und Tabak Greifenverlag zu Rudolstadt 1953, 2. erw. Auflage
10. Biging, S.: Zum Alkohol- und Nikotinmißbrauch im Jugendalter — untersucht am Beispiel Chemiefacharbeiter und -laboranten, 1. bis 3. Lehrjahr Unveröff. Belegarbeit, PH Halle 1969 Wissenschaftsbereich Gesundheitserziehung
11. Kunze, R.: Untersuchungen zu Gesundheitswissen und Gesundheitsinteressen der Pioniere zum Genußmittelmißbrauch auf der Klassenstufe 6 der allgemeinbildenden polytechnischen Oberschule. Unveröff. Diplomarbeit, PH Halle 1972 Wissenschaftsbereich Gesundheitserziehung
12. Rubinstein, S. L.: Grundlagen der allgemeinen Psychologie. Volk und Wissen Volkseigener Verlag Berlin 1958 und 1968, S. 776
13. Muth, C.: Zum Gesundheitswissen der Schüler der Klassenstufe 6 der allgemeinbildenden polytechnischen Oberschule Unveröff. Diplomarbeit, PH Halle 1972 Wissenschaftsbereich Gesundheitserziehung
14. Klein, J.: Untersuchungen zu Gesundheitswissen und Gesundheitsinteressen der Schüler zum Genuß- und Arzneimittelmißbrauch, untersucht an Lehrlingen des 1. und 2. Lehrjahres

an der Medizinischen Schule Borna Unveröff. Belegarbeit, PH Halle 1973 Wissenschaftsbereich Gesundheitserziehung

Stellungnahme des Ministeriums für Gesundheitswesen zum Tabakrauchen

In:

15. Dokumentation zum Tabakproblem. Hrsg.: Komitee für gesunde Lebensführung und Gesundheitserziehung in der DDR 1965 (Broschüre)
16. Empfehlungen der WHO zum Kampf gegen das Rauchen. Abzugsmaterial des Nationalen Komitees für Gesundheitserziehung der DDR.

Die Chancen einer gesundheitserzieherischen Beeinflussung jugendlicher Raucher aus deren Sicht

J. Wilde und E. Taubert

Die Prophylaxe des Bronchialkarzinoms und des Herzinfarktes ist am effektivsten, wenn es gelingt, Jugendliche vor dem Rauchen zu bewahren bzw. wenigstens den Beginn des Rauchens über das 25. Lebensjahr hinauszuschieben. Demgegenüber ist in den letzten Jahren eine zunehmende Häufung jugendlicher Raucher zu beobachten. Dieser Umstand veranlaßte uns, eine Befragung von Jugendlichen im Alter von 14—19 Jahren durchzuführen, die uns Anhaltspunkte für die gesundheitserzieherische Arbeit aus der Sicht der jugendlichen Raucher selbst liefern sollte.

Material und Methodik:

An insgesamt 640 Studenten des Institutes für Lehrerbildung Erfurt, Schüler der Medizinischen Fachschule Weimar, Lehrlinge in Industrie- und Landwirtschaftsbetrieben und Musterungsanwärter des Stadt- und Landkreises Weimar wurden Fragebögen mit einer kurzen Information über Sinn und Zweck der Erhebung zur freiwilligen anonymen Selbstausfüllung übergeben. Von insgesamt 640 ausgegebenen Fragebögen wurden 424 auswertbar zurückerhalten. Als auswertbar betrachteten wir die Fragebögen auch dann noch, wenn bis zu 2 Fragen unbeantwortet oder nur teilweise beantwortet blieben. Bei mangelnder Übereinstimmung der Antworten auf zwei einander ausschließende oder ergänzende Fragen wurden die Fragebögen als nicht auswertbar eliminiert.

Ergebnisse:

Von 424 auswertbaren Fragebögen waren

119 von Nichtrauchern
176 von Jugendlichen, die täglich oder an mehreren Tagen in der Woche rauchen
129 von Jugendlichen, die am Wochenend oder gelegentlich rauchen

beantwortet worden.

Die Alters- und Geschlechtsverteilung ergibt sich aus folgender Tabelle 1:

Tabelle 1

	Nichtraucher		Raucher	
	♂	♀	♂	♀
14—15 Jahre alt	4	0	0	2
16—17 Jahre alt	34	52	83	127
18—19 Jahre alt	16	11	43	45
älter als 19 Jahre	0	2	2	3

Danach sind 70% aller jungen Männer der erfaßten Altersklasse bereits mehr oder minder starke Raucher; bei den Mädchen sind es sogar 74,4%. Die Altersstaffelung unseres Kollektivs ergibt

1,4% Jugendliche im Alter von 14—15 Jahren
70% Jugendliche im Alter von 16—17 Jahren
27% Jugendliche im Alter von 18—19 Jahren
1,6% Jugendliche im Alter von > 19 Jahren,

wobei der Anteil der Raucher bzw. Nichtraucher in den einzelnen Altersgruppen etwa gleich bleibt.

Bei der Motivation des Rauchens geben die Jugendlichen, die zu 2 Motivangaben aufgefordert wurden, in

50 Fällen bei den täglichen Rauchern bzw. in 45 Fällen bei den Gelegenheitsrauchern nur jeweils ein Motiv an. Im übrigen verteilten sich die Antworten entsprechend Tabelle 2.

Tabelle 2. Rauchermotive
(je 2 Motive sollten von jedem Raucher angekreuzt werden)

Ich rauche, (weil) ...	tägliche Raucher Anzahl	%	gelegentl. Raucher Anzahl	%
ich erwachsen bin	2	0,6	1	0,4
das Verbotene reizt	2	0,6	2	0,8
es chic aussieht	1	0,3	1	0,4
Rauchen Genuß bereitet	43	12,2	7	2,7
es bei Ärger u. Aufregung beruhigt	78	22,0	39	15,1
die Zigarette oft persönliche Kontakte erleichtert	16	4,5	22	8,5
aus Gründen der Geselligkeit	58	16,4	82	31,8
aus Langeweile	63	17,9	29	11,3
— ich weiß nicht warum —	32	9,0	23	8,9
aus anderen Gründen	7	2,1	7	2,7
[nur 1 Motiv angegeben]	50	14,2	45	17,5

Die Begründung der Haltung der Nichtraucher nach vorgegebenen Fragen gibt Tabelle 3 zu erkennen.

Dem Einfluß des Elternhauses auf den frühen Rauchbeginn widmeten wir mehrere Fragen. Die Aufwendung an Zeit für das Kind aus der Sicht des jungen Menschen in Verbindung mit den Rauchgewohnheiten des Jugendlichen gibt Tabelle 4 wieder. Danach haben die Eltern der Nichtraucher in 58,9% aller Fälle ausreichend Zeit für das Kind, bei den gelegentlichen Rauchern wird die zeitliche Zuwendung der Eltern in 55,7%, bei den täg-

Tabelle 3. Motive der Nichtraucher
(je 2 Motive sollten angegeben werden)

Rauchen ...		%
schadet der Gesundheit	77	32,9
ist zu teuer	22	9,4
ich habe kein Verlangen danach	66	28,2
ich kann keinen Geschmack daran finden	32	13,7
wurde mir verboten	3	1,3
verträgt sich nicht mit meinem Sport	9	3,9
ist meinen Freunden (Freundinnen) unsympathisch	5	2,1
man könnte dabei süchtig werden	1	0,4
ich weiß nicht recht, warum ich nicht rauche	1	0,4
andere Gründe	4	1,6
[nur 1 Motiv angegeben]	18	6,1

lichen Rauchern in 50% für ausreichend eingeschätzt. Wenig oder keine Zeit für das Kind haben die Eltern der täglichen Raucher in 15,4% der Fälle; bei den Gelegenheitsrauchern beträgt dieser Elternteil 13,2% und bei den Nichtrauchern 6,7%.

Tabelle 4. Zeitaufwendung der Eltern

Meine Eltern ...	Nichtraucher	%	tägl. Raucher	%	gelegentl. Raucher	%
haben ausreichend Zeit für mich	70	58,9	88	50,0	72	55,7
haben nicht immer Zeit für mich	35	29,4	57	32,4	39	30,2
haben wenig Zeit für mich	5	4,2	25	14,2	16	12,4
haben keine Zeit für mich	3	2,5	2	1,2	1	0,8
nicht beantwortet	6	5,0	4	2,3	1	0,8

Tabelle 4a. Rauchgewohnheiten des Vaters

Vater	Nichtraucher	%	tägl. Raucher	%	gelegentl. Raucher	%
immer Nichtraucher	32	26,9	18	10,2	24	18,6
früher Raucher, jetzt Nichtraucher	24	20,1	33	18,8	28	21,7
früher Nichtraucher, jetzt Raucher	2	1,7	14	8,0	2	1,6
immer Raucher	51	42,9	97	55,0	64	49,6
keine Antwort	10	8,4	14	8,0	11	8,5

Die Wohnverhältnisse der Jugendlichen ergaben, daß

von den Nichtrauchern 84,1%
von den täglichen Rauchern 79,6%
von den Gelegenheitsrauchern 81,5%
bei den Eltern wohnen.

Lediglich bei einem Elternteil (vornehmlich der Mutter) leben

von den Nichtrauchern 8,4%

Tabelle 4b. Rauchgewohnheiten der Mutter

Mutter	Nichtraucher	%	tägl. Raucher	%	gelegentl. Raucher	%
immer Nichtraucher	86	72,2	122	69,3	98	76,0
fr. Raucher jetzt Nichtraucher	8	6,7	14	8,0	5	3,9
fr. Nichtraucher jetzt Raucher	7	5,9	11	6,3	7	5,4
immer Raucher	14	11,8	23	13,0	14	10,8
keine Antwort	4	3,4	6	3,4	5	3,9

von den täglichen Rauchern 12%
von den Gelegenheitsrauchern 11,6%.

Bei den Großeltern oder in Internaten wohnen

von den Nichtrauchern 5,0%
von den täglichen Rauchern 5,7%
von den Gelegenheitsrauchern 5,4%.

Die Rauchgewohnheiten der Eltern machen Tabelle 4a + b deutlich.

Tabelle 5. Zeitpunkt des ersten Zigarettenkonsums

als ich meine 1. Zigarette rauchte, ...	tägl. Raucher	%	gelegentl. Raucher	%
ging ich noch nicht zur Schule	11	6,3	1	0,8
war ich 6–10 Jahre alt	21	11,9	8	6,2
war ich 10–14 Jahre alt	51	29,0	45	34,9
war ich älter als 14 Jahre	93	52,9	75	58,1

Den Zeitpunkt des ersten Zigarettengebrauches gaben die Jugendlichen entsprechend Tabelle 5 an. Man erkennt, daß mehr als 40% aller jugendlichen Raucher den ersten Kontakt mit der Zigarette bis zum 14. Lebensjahr gehabt haben. Dabei war der Anlaß zu rauchen entsprechend Tabelle 6 nur zu 31,7% bzw. zu 23,1% eigener Antrieb.

Tabelle 6. Anlaß zum ersten Zigarettenkonsum

	tägl. Raucher	%	gelegentl. Raucher	%
von Kameraden aufgefordert	97	55,2	72	56,0
von Erwachsenen aufgefordert	1	0,6	5	3,9
aus eigenem Antrieb	56	31,7	30	23,1
aus anderen Gründen	22	12,5	22	17,0

Tabelle 7. Rauchverbote und andere Hilfen

	Ich halte nichts davon	%	Ich verspreche mir kaum etwas davon	%	Ich bin mit Einschränkung dafür	%	Ich bin absolut dafür	%	Zahl der fehlenden Antworten	%
Rauchverbot in der Schule für Schüler	59	13,9	32	7,6	80	18,8	178	42,0	75	17,7
Allgemeines Rauchverbot in der Schule	52	12,3	57	13,4	89	21,0	159	38,5	67	15,8
Allgemeines Rauchverbot im Schulhof	65	15,3	54	12,8	79	18,6	146	34,5	80	18,8
Rauchverbot in den Jugendklubräumen	108	25,5	63	14,9	102	24,1	72	17,0	79	18,6
Verbot der Zigarettenautomaten	129	30,4	57	13,4	70	16,5	91	21,5	77	18,2
Wenn unsere Eltern nicht rauchten	84	19,8	68	16,0	100	23,6	94	22,2	78	18,4
Mehr Informationen über Schadwirkungen des Rauchens	49	11,6	37	8,7	68	16,0	212	50,0	58	13,7
Wenn uns Erwachsene mehr vom Rauchen abraten würden	62	14,6	60	14,2	82	19,4	138	32,6	82	19,4

Von 424 Befragten wurden nicht alle Fragen beantwortet abgegeben!

Die Haltung der Jugendlichen gegenüber Rauchverboten in Schule und Jugendklubräumen sowie ihre Einschätzung anderer Hilfen beim Versuch, das Rauchen aufzugeben bzw. primär zu lassen, geht aus Tabelle 7 hervor. Von 424 auswertbaren Fragebögen enthielten

Tabelle 8. Informationsquellen in %

	Nichtraucher		tägliche Raucher		Gelegentl. Raucher	
	bisher	in Zukunft	bisher	in Zukunft	bisher	in Zukunft
Eltern	37,9	28,6	35,2	24,4	34,9	22,5
Lehrer	18,5	13,4	18,3	9,8	31,8	7,0
Arzt	5,0	11,8	5,0	19,9	3,9	17,9
Mitarb. d. Ges. Wesens	4,2	4,2	1,7	0,6	1,6	4,7
Bücher/ Fachzeitschr.	6,7	3,4	6,3	3,4	7,8	3,9
Tages- u. Wochenpresse	2,5	3,4	3,4	4,6	1,6	10,0
DRK	1,7	0,8	2,3	0,6	2,3	0
Rundfunk/ Fernsehen	5,0	20,2	10,8	17,0	7,0	20,1
Freunde/ Bekannte	2,5	3,4	2,8	5,7	2,3	3,9
Sonstige	15,9	10,8	14,2	14,2	5,0	10,1

nicht alle eine Antwort auf jede dieser Fragen. Daher erklärt sich ein Verlust von 58—82 Antworten je Frage 17%.

Im Hinblick auf die bisherigen und in Zukunft gewünschten Informationsquellen über Schädlichkeiten des Rauchens bzw. Wert des Nichtrauchens äußerten sich die Jugendlichen entsprechend Tabelle 8. Man erkennt eine auffallende Übereinstimmung zwischen den 3 Kollektiven. Während die Wissensvermittlung über Schadwirkungen des Rauchens bei Nichtrauchern bisher zu 37,9% von den Eltern bestritten wurde, fordern sie für die Zukunft eine solche Information aus dem Munde von Vater und Mutter nur in 28,6%. Bei täglichen Rauchern liegen die entsprechenden Hundertsätze in der Analyse bei 35,2% bzw. 24,4% und bei Gelegenheitsrauchern bei 34,9% bzw. 22,5%. Auch die Lehrer, die bisher einen Informationsanteil von 18,5%, 18,3% bzw. 31,8% hatten, werden nur noch in 13,4%, 9,8% bzw. 7% um Kenntnisvermittlung zum Thema „Rauchen" gebeten. Der Arzt, der sich bisher nur in etwa 5% als Warner und Informationsquelle auswies, ist für die Zukunft mit 11,8%, 19,9% und 17,9% in dieser Funktion gefragt. Rundfunk und Fernsehen müssen, entsprechend diesen Rückäußerungen Jugendlicher, in Zukunft mehr Berichte über gesunde Lebensweise und Auswirkungen des Rauchens bringen. In 20,2%, 17% bzw. 20,1% wurde diese Forderung erhoben, im Gegensatz zu dem bisherigen Informationsanteil des Rundfunks und Fernsehens in 5%, 10,8% bzw. 7%.

Die Frage, die für jede Raucherentwöhnung entscheidend ist, ist die Frage nach dem Wunsch, das Rauchen wieder aufgeben zu wollen. Mit ja wurde sie nur von 45,5% täglichen Rauchern und von 54,2% der gelegentlichen Raucher beantwortet. Mit einem glatten Nein von 13,6% der täglichen Raucher und von 4,7% gelegentlicher Raucher. Entschlußunfähig waren 41% aller Raucher.

Zur Klärung, wer in Zukunft den entwöhnungswilligen Jugendlichen eine direkte Hilfe sein kann und sein soll, nahmen wir eine diesbezügliche Frage mit auf. Sie wurde entsprechend Tabelle 9 beantwortet. Vordergründig werden hierin Erwartungen an Freunde und Bekannte ausgesprochen. Von Eltern, Ärzten und Klassenkollektiven wünschen sich die Jugendlichen Hilfe bei der Zigarettenentwöhnung in einem Anteil von ~ 15%, 10% bzw. 9%.

Tabelle 9. Von wem erwarten Sie direkte Hilfe beim Bemühen nicht zu rauchen?

	tägliche Raucher		Gelegenheits-raucher	
		%		%
Eltern	28	15,9	19	14,7
Lehrer	2	1,1	2	1,6
Arzt	18	10,2	2	1,6
Freunde u. Bekannte	74	42,1	62	48,0
Klassen- od. Arbeits-kollektiv	17	9,7	10	7,8
Presse	1	0,6	2	1,6
Rundfunk u. Fernsehen	3	1,7	5	3,9
andere	11	6,3	10	7,8
keine Äußerung	22	12,5	17	13,2

Diskussion

Die von uns durchgeführte Befragung einer Stichprobe Jugendlicher im Alter von 14—19 Jahren sollte uns Anhaltspunkte geben über deren Rauchgewohnheiten und die Chancen einer gesundheitserzieherischen Beeinflussung aus der Sicht der jungen Menschen. Gewiß wird man eine Stichprobe von 424 jungen Leuten nicht als repräsentativ ansehen können, wenn weitere 216 der Angesprochenen die Aussage verweigerten oder nur sehr lückenhaft abgaben, so daß sie nicht auswertbar war. Es steht außer Frage, daß der überwiegende Teil dieser 216 nicht auswertbaren Fragebögen von mehr oder weniger starken Rauchern stammte. Berücksichtigt man diesen Umstand, dann werden natürlich die 41,5% der Jugendlichen dieser Altersgruppe, die bereits gewohnheitsmäßig rauchen und die 30,4% Gelegenheitsraucher um so gewichtiger und setzen Alarmzeichen im Hinblick auf die in den kommenden 30 Jahren zu erwartende Krankenstandsituation.

Der aus dieser Sachlage abzuleitende gesundheitspolitische Schluß kann nur lauten: Intensive, kontinuierliche, geduldige Gesundheitserziehung auf lange Sicht unter Beteiligung der breiten Öffentlichkeit.

Die Motivationen der Jugendlichen machen deutlich, daß die Zigaretten in unserer Zeit bereits für diese Altersgruppe — wie viel mehr für die ältere Generation — zu einer scheinbar unausweichlichen gesellschaftlichen Bedingung, die einem Zwang gleichkommt, geworden ist. Während nur 2,7% der Gelegenheitsraucher und 12,2% der täglichen jugendlichen Raucher beim Rauchen Genuß verspüren und diesen in der Zigarette suchen und frühere Motive, wie der Reiz des Verbotenen, der scheinbare Chic oder das Prestige des Erwachsenseins, heute so gut wie keine Rolle spielen, rauchen aus Gründen der Geselligkeit und der Erleichterung der persönlichen Kontakte mehr als 20% der täglichen Raucher und $>$ 40% der Gelegenheitsraucher. Die Langeweile ist für 17,9% der täglichen Raucher Grund, zur Zigarette zu greifen und Ärger oder Aufregung geben in 22,0% bzw. 15,1% der Fälle den Grund dafür an.

Diese Aussage, daß einerseits die Geselligkeit und zwischenmenschliche Kontaktnahme, andererseits die Langeweile, der Ärger und die Aufregung die Zigarette scheinbar nötig machen, bestätigt die Erfahrung des Alltags. Hier dürfte der Einfluß gesellschaftlicher Organe eine Wandlung herbeiführen können. Die Zigarette sollte nicht mehr als Attribut des tüchtigen Arbeiters, des erfolgreichen Künstlers oder Wissenschaftlers in der Öffentlichkeit zu sehen sein. Das Leitbild des sozialistischen Menschen sollte eine gesunde, lebensbejahende und daher nicht rauchende Persönlichkeit sein, die mit sich selbst etwas anzufangen weiß und die Freizeit mit sinnvoller, lustbetonter Tätigkeit ausfüllt.

Daß Ärger und Aufregung aus dem menschlichen Alltag nie ganz verschwinden werden, ist jedem klar. Aber wie man sie bewältigt und was man mit sich und seiner Freizeit anfängt, ist eine Frage der frühkindlichen Erziehung. Hierfür müssen im Elternhaus und in der Schule die Weichen gestellt werden.

Die Antworten der 3 Kollektive — der Nichtraucher, der Gelegenheitsraucher und der täglichen Raucher — bezüglich des Zeitaufwandes der Eltern für das Kind, des Zusammenlebens mit Vater und Mutter und deren Rauchgewohnheiten machen deutlich, daß keine grundsätzlichen Differenzen in den Familien dieser 3 Gruppen junger Menschen herrschen. Aber die Tendenz des Einflusses der Eltern und die Vorbildfunktion des Vaters und der Mutter schlagen sich doch in dem Gesundheitsverhalten der jungen Menschen nieder. Nur so ist es auch zu verstehen, daß ein relativ großer Teil aller Jugendlichen es begrüßen würde, wenn ihre Eltern nicht rauchten.

Das generelle Verbot des Rauchens in Schulen für Schüler wird von 178 jungen Leuten absolut und von 80 mit Einschränkung befürwortet. Keine solche breite Zustimmung fand das auf den Schulhof beschränkte Rauchverbot, auch nicht das Rauchverbot für den Jugendklub. Eine fast gleichgroße Zahl sprach sich für ein generelles *Rauchverbot in den Schulen für Lehrer und Schüler aus.*

Man darf dieser differenzierten Stellungnahme der Jugendlichen die kritische und doch bewußte Einschätzung ihrer Verhältnisse und Verhaltensweisen entnehmen, und es erscheint interessant, zu erfahren, wieviel doch ein generelles Verbot des Rauchens für Lehrer und Schüler als eine Hilfe empfinden. Damit finden Empfehlungen: „daß aus Kliniken, Krankenhäusern, Ambulanzen und allen übrigen Einrichtungen des Gesundheitswesens sowie aus Schulen und anderen Erziehungsinstitutionen das Rauchen verbannt werden sollte“ durch junge Menschen ihre Bestätigung und Berechtigung (siehe Resolution der Gesellschaften für Lungenkrankheiten und Tuberkulose, für Bronchologie, für Geschwulstforschung und für Herz- und Kreislauferkrankungen anläßlich einer Gemeinschaftstagung in Dresden am 26. 4. 1973).

Nicht zu übersehen ist auch die starke Befürwortung von mehr Informationen über die Schadwirkung des Rauchens, die von 280 Jugendlichen erfolgte. Bei der Gegenüberstellung der derzeitigen Informationsquellen der jungen Menschen mit den von ihnen gewünschten fällt auf, daß von Rundfunk und Fernsehen, Tages- und Wochenpresse ein 2—4fach so hoher Einsatz erwartet wird als bisher. Auch seitens der Ärzte wird ein wesentlich stärkeres Engagement bei gesundheitserzieherischen Aufgaben dieser Art erwünscht. Darüber hinaus ist von Interesse, zu erfahren, daß rauchende junge Leute, die das Rauchen wieder aufgeben möchten, ihre Hilfe vor allem bei Freunden und Bekannten (42% bzw. 48%), bei Eltern (15,9% bzw. 14,7%) und bei Klassen- oder Arbeitskollektiven (9,7% bzw. 7,8%) suchen. Es hat sich erwiesen, daß die Zigarette als ein gesellschaftlich aufgewertetes „Gift“ häufig nur durch ein gemeinsames Bemühen des Einzelnen mit verständnisvollen und hilfsbereiten Kollektiven wieder aus dem Leben der Raucher zu entfernen ist.

Wenn von den Gewohnheitsrauchern der Altersklasse 14—19 Jahre 13,6% das Rauchen nicht wieder aufgeben wollen und von den Gelegenheitsrauchern 4,7% sich in diesem Sinne äußern, 41% dieser Jugendlichen nicht recht wissen, ob sie es lieber aufgeben oder weiter rauchen sollten, so wird deutlich, daß das künftige Bemühen um eine bewußte gesunde Lebensweise bereits im Kindesalter einsetzen muß, daß administrative Maßnahmen, denen sich der Arzt und Pädagoge gleicherweise freiwillig unterwerfen, Informationen und ärztlich-pädagogische und elterliche Hilfen flankieren müssen.

Der Einsatz der Massenmedien, des Fernsehens, des Rundfunks und der Presse sollte im Sinne der Gesundheitserziehung für Eltern und Kinder gleicherweise regelmäßig genützt werden und die Verhaltensweise der Schauspieler und Fernsehakteure im Sinne ihrer Vorbildwirkung auch unter gesundheitspolitischen Aspekten überprüft werden.

Zusammenfassung

Es wird das Ergebnis einer Befragung von 640 Jugendlichen im Alter von 14—19 Jahren hinsichtlich ihrer Rauchgewohnheiten, ihrer Motive zum Rauchen bzw. Nichtrauchen, ihrer Absichten, das Rauchen wieder aufzugeben und die aus ihrer Sicht dafür notwendigen Hilfen mitgeteilt.

Die Analyse der Befragung macht deutlich, daß die Gesundheitserziehung in früher Jugend beginnen muß — 41% der Jugendlichen rauchen täglich —, daß Elternhaus, Ärzteschaft, Schule, gesellschaftliche Organisationen und Massenmedien diese Aufgabe gemeinsam anpacken müssen und daß administrative Maßnahmen offenbar notwendig sind.

Bedingungen des Rauchens im Jugendalter und Schlußfolgerungen für präventive Maßnahmen

B. BARTUSCH und F. ERLER

Im Jugendgesetz der DDR ist bei der Entwicklung der Jugend zu sozialistischen Persönlichkeiten auch das Ziel festgelegt, sich gesund und leistungsfähig zu halten (§ 1)[2].

Die Staats- und Wirtschaftsfunktionäre, Lehrer, Erzieher, Eltern und gesellschaftlichen Organisationen werden aufgefordert, die Befähigung, Bereitschaft und Aktivität der Jugend zu einer gesunden Lebensweise, zu geistigem und körperlichem Training, zu aktiver Erholung, gesunder Ernährung und Ablehnung des Mißbrauchs von Genußmitteln zu fördern (40)[1].

Wir möchten hier besonders auf die im Gesetz gebrauchte Formulierung „Ablehnung des Mißbrauchs von Genußmitteln" hinweisen, denn „die Norm sich gesund zu verhalten, bedeutet weder Dogma noch Askese, das ist genußvolles, freudbetontes, reiches, individuell vielfarbiges Leben"[1].

Bezüglich der Verhaltensweise „Nichtrauchen/Rauchen" verfügen wir über klar formulierte Norm, die lautet: „Nichtrauchen bzw. Senken des Zigarettenverbrauchs auf maximal 3—5 Stück täglich"[2].

Alles Verhalten, das objektiv Einfluß auf die Gesundheit hat, ist soziales Verhalten. Soziale Verhaltensweisen sind in jedem Falle erlernte Verhaltensweisen und unterliegen als solche der gesellschaftlichen Bewertung. Die Regeln und Normen der sozialen Verhaltensweisen resul-

[1]) Materialien des 2. Symposiums des Instituts für Gesundheitserziehung im DHM in der DDR vom 4.—6. 4. 1973, S. 76

[2]) ebenda, S. 51

tieren aus dem System von Anschauungen, Ideen und Theorien über die soziale Wirklichkeit, aus den für das Individuum und die Gesellschaft bedeutsamen Werten.

Die für unsere Gesellschaftsordnung typischen geistigen und moralischen Werte müssen „im Kampf gegen die ungeheure Macht der Gewohnheit und der Trägheit, gegen die zählebigen Überreste der alten kapitalistischen Gesellschaft wie auch gegen ideologische Einwirkungen des imperialistischen Klassengegners durchgesetzt werden“[1]).

Dabei können wir von dem überwiegend an den Einzelnen gerichteten Appell, an seine eigene Gesundheit zu denken und von individuellen Empfehlungen *keine* Änderung der augenblicklichen Situation erhoffen.

Die bisherigen präventiven Maßnahmen hatten offensichtlich nur den Erfolg, daß mit der — zumindest globalen — Kenntnis der Schädlichkeit des Tabakrauchens zu rauchen begonnen bzw. weitergeraucht wird.

Nach Leontjew ist der Aneignungsprozeß sozialer Erfahrungen das wichtigste Prinzip der ontogenetischen Entwicklung des Menschen. Es ist also völlig verständlich, wenn nicht gar selbstverständlich, daß sich die Heranwachsenden das Rauchen „aneignen“, daß sie diese Verhaltensweise ihrer sozialen Umwelt nachvollziehen. Die soziale Determination des Rauchens kommt beispielsweise auch in den Geschlechtsdifferenzen zum Ausdruck. Jeder soziale Einfluß wird über die sozialen Gruppen vermittelt; und zwar ebenso über die Familie wie über die Gruppen, denen die Kinder und Jugendlichen außerhalb der Familie angehören. Die Struktur des Rauchverhaltens in der erwachsenen Bevölkerung spiegelt sich im Rauchverhalten der Heranwachsenden wider. Da das Rauchen als typisches „Erwachsenensymbol“ gilt, ist klar, daß mit dem Rauchen in der Phase begonnen wird, in der der Eintritt in das Erwachsensein angestrebt wird. In der Vor-

---

[1]) Hager, K.: Zu Fragen der Kulturpolitik der SED, Berlin 1972, S. 12

verlegung des Übergangs zum Erwachsenenalter (Akzeleration) sehen wir auch die wesentliche Ursache dafür, daß mit dem Rauchen früher begonnen wird.

Wenn das Rauchen primär sozial determiniert ist, so ist auch eine primär soziale Prävention erforderlich, d.h. die entsprechenden gesellschaftlichen Maßnahmen sind auszubauen. Es gibt bereits eine Reihe solcher Maßnahmen, die sich bewährt haben: angefangen beim Verbot der Werbung für Tabakwaren (allerdings nicht konsequent eingehalten, da indirekte Werbung, z. B. über Massenkommunikationsmittel erfolgt), über gesetzliche Festlegungen z. B. von Bereichen, in denen das Rauchen verboten ist bis zu der Einrichtung von Zeiten, in denen in Gaststätten bzw. betrieblichen Speisesälen nicht geraucht werden darf oder zur Einrichtung von sogenannten „Nichtrauchergaststätten“ und in jüngster Zeit die Einführung des Rauchverbots in Bahnhofshallen. Dabei ist interessant, daß nicht immer die Gesundheit das Motiv für derartige Maßnahmen war (z. B. Bahnhofshallen — Sauberkeit, Arbeitsbereiche — Brandschutz).

Neben dem Ausbau der sozialen Prävention und darauf gerichteter Propaganda ist es u. E. notwendig, die Bedingungen zu untersuchen, von denen das Nichtrauchen abhängt. Welche sozialen Bedingungen und inneren „Widerstände“ (psychische Eigenschaften) führen dazu, daß die Rauchgewohnheit nicht ausgebildet wird? Die meisten bisherigen Arbeiten beschäftigen sich unseres Wissens mit dem Rauchen, nicht mit dem Nichtrauchen.

Einiges zur Situation: 1973/74 führte das Institut für Gesundheitserziehung des Deutschen Hygiene-Museums zusammen mit dem Zentralinstitut für Jugendforschung Leipzig eine Studie[1]) durch, in der bei ca. 2500 Jugendlichen präventives Verhalten, Kenntnisse, Motive, Einstellungen zu ausgewählten Verhaltensbereichen und zur

---

[1]) Studie „Jugend und Gesundheit 1973“, erarbeitet von P. Voss (Forschungsleiter), C.-H. Scharpegge, Dr. M. Reissig (ZIJ), B. Bartusch, F. Erler (IfG des DHM, Dresden)

Gesundheit generell ermittelt wurde. Zum Verhaltensbereich „Nichtrauchen“ ergab sich u. a., daß je nach Teilpopulation (Schüler, Lehrlinge, Studenten) die Hälfte bzw. Dreiviertel der Befragten Nichtraucher sind. Ein bedeutender Rückgang der Anzahl der Nichtraucher erfolgt zwischen dem 14. und 16. Lebensjahr. Es ist nach unseren Ergebnissen anzunehmen, daß sich nach dem 16. Lebensjahr das Verhältnis Raucher zu Nichtraucher nicht mehr wesentlich ändert. Daraus ergibt sich die Notwendigkeit, einen Schwerpunkt der Prophylaxe während des 13./14. Lebensjahres (etwa 6./7. Schuljahr) zu setzen.

Der Zusammenhang zwischen Vorbild und Nichtrauchen bzw. Rauchen wurde bereits in empirischen Untersuchungen belegt. Wir haben in unserer Studie folgende Beziehungen zwischen dem nichtrauchenden oder rauchenden Vorbild und dem eigenen Verhalten der Jugendlichen festgestellt: Jugendliche, die einen Nichtraucher zum Vorbild haben, sind selbst deutlich häufiger Nichtraucher als Jugendliche, die einen Raucher zum Vorbild haben.

Aus den Ergebnissen unserer Studie können wir folgendes zur Motivation des Nichtrauchens sagen, was allerdings nur einen Ausschnitt und Anfang notwendiger Untersuchungen über innere Bedingungen des Nichtrauchens darstellt.

An 1. Stelle aller Motive des Nichtrauchens steht die Gesundheit, es folgt das Motiv „Ich habe kein Verlangen danach“ und an 3. Stelle das Motiv „Ich kann keinen Geschmack daran finden“. Dabei ist die Frage offen, woraus „fehlendes Verlangen“ resultiert. „Keinen Geschmack am Rauchen finden können“ deutet auf ein erfolgtes Probieren, verbunden mit einem unangenehmen Erlebnis, hin. Und was mag sich im Einzelnen hinter dem Motiv „Gesundheit“ verbergen, ist es vielleicht Ausdruck eines sehr guten Detailwissens um die gesundheitlichen Auswirkungen des Rauchens oder das Erlebnis maßgeblich durch das Rauchen verursachter gesundheitlicher Schädigung in der eigenen Familie?

Mit Sicherheit können wir aussagen, daß solche Motive

wie „man hat es mir verboten“, „man könnte dabei süchtig werden“ oder die Rücksichtnahme auf den Partner im Vergleich zu den anderen Motiven nur eine sehr untergeordnete Rolle spielen.

Altersabhängige Unterschiede zeigten sich bei der Motivwahl nicht, dafür aber eine deutliche Geschlechtsabhängigkeit bei einigen Motiven: „kein Verlangen“ und „kein Geschmack“ wird häufiger von weiblichen als von männlichen Jugendlichen angegeben. Auch hierbei zeigt sich u. E. die soziale Determination des Verhaltens: es rauchen mehr Männer als Frauen (erwachsene Bevölkerung), also überwinden männliche Jugendliche auch öfter als weibliche „Anfangsschwierigkeiten“ beim Rauchen bis sie schließlich „Geschmack“ daran finden oder „Verlangen“ nach der Zigarette haben.

Bei männlichen Jugendlichen spielt für das Nichtrauchen das Motiv „das verträgt sich nicht mit dem Sporttreiben“ eine größere Rolle als bei weiblichen Jugendlichen (dieses Motiv hat Rangplatz 4 inne).

Aus unseren Untersuchungsergebnissen zur Motivation des Nichtrauchens ist abzuleiten, daß sich die meisten Beweggründe, aus denen nicht geraucht wird, nach Angabe der Jugendlichen auf die Gesundheit beziehen. Verbale Verbote haben nur eine untergeordnete Bedeutung für die Motivation des Nichtrauchens. Ebenso spielen Partnerbeziehungen für das Nichtrauchen kaum eine Rolle.

Die geringe Wahlhäufigkeit des Motivs „Suchtgefahr“ legt die Empfehlung nahe, in der Propaganda die Gefahr des Süchtigwerdens wissenschaftlich zu begründen und die engen Zusammenhänge mit anderen Formen des Genußmittelmißbrauchs darzustellen. Wir haben in unserer Studie auch den Zusammenhang zwischen dem Rauchen und anderen objektiv gesundheitsbezogenen Verhaltensweisen überprüft und gefunden, daß

— rauchende Jugendliche mehr und häufiger Alkohol trinken (insgesamt ist Alkoholgenuß aber relativ gering bei den untersuchten Jugendlichen),

— rauchende Jugendliche weniger auf eine gesunde Ernährung achten,
— rauchende Jugendliche nachts durchschnittlich weniger schlafen als nichtrauchende Jugendliche.

Diesem insgesamt weniger positiven Gesundheitsverhalten der rauchenden Jugendlichen entspricht auch eine weniger positive Einstellung dieser Jugendlichen zur eigenen Gesunderhaltung und zur persönlichen Verantwortung dafür.

Zusammenfassend ist zu sagen, daß als primär für die Ausprägung der Verhaltensweisen Nichtrauchen/Rauchen soziale Bedingungen anzusehen sind, die über die sozialen Gruppen (Familie, Schule) vermittelt und in Abhängigkeit von den inneren Bedingungen der Persönlichkeit (z. B. Kenntnisse, Einstellungen, Motiv, Willenseigenschaften) wirksam werden. Der Schwerpunkt der Prävention des Rauchens muß deshalb auf dem Ausbau und der Propagierung gesellschaftlicher Maßnahmen liegen, die bereits vor dem 14. Lebensjahr wirksam werden müssen. Eine intensivere Untersuchung der sozialen Determination und psychischen Voraussetzungen des Nichtrauchens ist empfehlenswert, um die „Widerstände" gegen die Übernahme der Verhaltensweise Rauchen aufzudecken und zu verstärken. Dabei ist der Zusammenhang mit anderen Verhaltensweisen und Einstellungen zur Gesundheit zu beachten.

Literatur

1. Gesetz über die Teilnahme der Jugend an der Gestaltung der entwickelten sozialistischen Gesellschaft und über ihre allseitige Förderung in der DDR — Jugendgesetz der DDR, Gesetzblatt der DDR, Teil I Nr. 5, 31. 1. 1974
2. Leontjew, A. N.: Problem der Entwicklung des Psychischen Volk und Wissen, Volkseigener Verlag Berlin 1964
3. unveröffentlichter Forschungsbericht zur Studie „Jugend und Gesundheit" erarbeitet von P. Voss (Forschungsleiter), C.-H.

Scharpegge, Dr. med. M. Reissig (Zentralinstitut für Jugendforschung, Leipzig), B. Bartusch, F. Erler (Institut für Gesundheitserziehung der DHM der DDR)

4. Kongreßbericht: Erster Europäischer Kongreß „Rauchen und Gesundheit“ in: Rehabilitation Band 25 (1972), 1. und 2. Teil, Deutsche Gesellschaft für Rehabilitation e. V., D-51 Aachen
5. Materialien des 2. Symposiums des Instituts für Gesundheitserziehung im Deutschen Hygiene-Museum in der DDR vom 4.—6. 4. 1973

Möglichkeiten der primären Prävention der Raucherschäden bei Jugendlichen anhand der Erfahrungen der Schwedter Raucherberatungsstelle

J. G. Goldberg

Im deutschen und angelsächsischen Schrifttum sind in den letzten 15 Jahren eine Anzahl von Analysen über die Rauchgewohnheiten Jugendlicher erschienen.

Trotz entsprechender Schlußfolgerungen und teilweise sogar Forderungen, sich der Veränderung dieses ernsten Problems anzunehmen, fehlen aber – von einigen Ausnahmen abgesehen – Mitteilungen über ernsthafte Bemühungen um eine erfolgreiche *praktische* Erziehung unserer Jugendlichen zu Nichtrauchern.

Wir sind uns einig, daß es höchste Zeit wird, aus der Phase der passiven Bestandsaufnahme überzugehen in eine Phase der aktiven Erziehung unserer Jugendlichen zu Nichtrauchern. Es ist dies eine der wenigen Möglichkeiten einer echten primären Prävention des Tabakschadens für die Zukunft, wenn wir dafür sorgen wollen, daß unsere jungen Menschen gar nicht erst zu rauchen beginnen.

Das kann allerdings nicht Aufgabe eines einzelnen sein, sondern muß m. E. komplex angefaßt werden und zwar in interdisziplinärer Zusammenarbeit zwischen Medizinern, Lehrern und Eltern.

Von dieser Einsicht ausgehend hat die Raucherberatungsstelle Schwedt 1972 Verbindung aufgenommen zur Abteilung Volksbildung des Rates der Stadt mit dem Ziel der Entwicklung eines *langfristigen, systematischen und gemeinsamen* Programms im Kampf gegen die Rauchergewohnheiten bei Oberschülern. Als Folge von Absprachen mit dem Stadtschulrat führen wir seit dem Schuljahr 1973/74 in allen 8. Klassen aller 12 Schwedter Oberschulen im Rahmen des Biologieunterrichts obligatorisch einen Vortrag über Tabakschäden durch.

Der Vortrag untergliedert sich zunächst in einen theoretischen, für die Schüler gut verständlichen Teil. Dabei wird hauptsächlich Wert gelegt auf die Vermittlung der wichtigsten medizinisch-wissenschaftlichen Erkenntnisse und auf Erfahrungen aus unserer eigenen täglichen Praxis. Hauptanliegen ist es, die Jugendlichen überhaupt erst einmal mit dem Problem des Nikotinverbrauchs bewußt zu konfrontieren, sie zum Nachdenken darüber anzuregen. Wir geben ihnen zur Kenntnis, daß

1. aus Gelegenheitsrauchern verhältnismäßig schnell Dauerraucher werden und wir gerade diese Entwicklung bei ihnen vermeiden wollen, daß
2. ein Schadstoff um so gefährlicher wirkt, je jünger der mit diesem Schadstoff in Berührung kommende Organismus ist, und daß
3. die Folgen des Nikotinmißbrauchs nicht sofort zu erwarten sind, sondern erst nach Ablauf von mehr als 20 Jahren, das heißt wenn diese Altersgruppe 35 bis 40 Jahre alt sein wird.

Die theoretischen Ausführungen werden im 2. Teil der Unterrichtsstunde durch eine Dia-Serie ergänzt.

Jugendliche interessieren sich im allgemeinen nicht so sehr für mögliche, in ferner Zukunft auftretende Krankheiten. Sie nehmen das zwar zur Kenntnis, man kann sie aber kaum so damit beeinflussen, daß sie deswegen das Rauchen lassen würden. Aus dieser Erfahrung heraus bemühen wir uns auch immer darum, ihnen die aktuellen, für sie unmittelbar spürbaren Nachteile des Zigarettenkonsums vor Augen zu führen. Der Vortrag erstreckt sich in straff gespannter Form auf 45 Unterrichtsminuten und wird von den Schülern im allgemeinen als sehr interessant und von den Pädagogen als äußerst anschaulich und lehrreich eingeschätzt. Der Grundsatz-Vortrag in den 8. Klassen dient in erster Linie zunächst der Wissensvermittlung.

Im weiteren Verlauf geht es uns aber auch um die

Änderung der Rauchgewohnheiten der Jugendlichen. Daß diese Aufgabenstellung höchst aktuell ist, beweisen uns die Zahlen, die wir im Zusammenhang mit einer Befragung anläßlich der Veranstaltungen im Schuljahr 1973/74 ermitteln konnten.

Dabei ergab sich, daß
50% aller Schüler der 8. und
55% aller Schüler der 10. Klasse
rauchen.

Der Anteil der Jugendlichen, die bereits regelmäßig 1–5 Zigaretten täglich rauchen, betrug in der 8. Klasse 15%, in der 10. Klasse bereits 30%. Die Zahl der bereits mehr als 5 Zigaretten täglich rauchenden Schüler belief sich in den 8. Klassen auf 2%, in den 10. Klassen auf 17%. Insgesamt war also innerhalb von 2 Schuljahren der Anteil der regelmäßigen Raucher auf Kosten der Gelegenheitsraucher um 30% deutlich angestiegen.

Dem Ziel der Änderung des Rauchverhaltens der Jugendlichen dienen Veranstaltungen, die regelmäßig auch in allen 9. und 10. Klassen unter Regie des Arztes in Form einer sehr kritischen, fruchtbaren Diskussion zwischen Arzt und Schülern durchgeführt werden. Kernproblem dabei ist immer wieder die Frage
„und warum rauchst Du trotzdem?"

Die Klassen, bei denen die 45 Unterrichtsminuten zur Beantwortung aller Fragen nicht ausreichen, erhalten die Möglichkeit, sich auch in außerschulischen Veranstaltungen mit dem Arzt auseinanderzusetzen.

In den vergangenen 2 Jahren konnte immer mehr das Interesse auch der *Pädagogen* für diese Thematik geweckt werden. Ich habe inzwischen den Eindruck gewonnen, das die Lehrer an einer gesundheitserzieherischen Beeinflussung ihrer Schüler durchaus interessiert sind, daß ihnen aber offensichtlich die Möglichkeiten einer fachgerechten, sachkundigen und damit überzeugenden Argumentation fehlen. Im Rahmen unserer Bemühungen ist es uns zunächst einmal gelungen, eine Reihe von Pädagogen — meist sind es Biologielehrer — zur echten Mitarbeit an unserer Problematik zu interessieren und sie dazu zu befähigen.

Die gegenwärtige Phase unserer Zusammenarbeit mit den Pädagogen ist dadurch gekennzeichnet, daß wir uns Verbündete unter den Direktoren der Schulen und damit unter einem weiteren Kreis von Lehrern suchen. Viele Direktoren bekunden der Prophylaxe des Tabakschadens eine große Sympathie, so daß wir in Zukunft mit einer recht aktiven Unterstützung ihrerseits rechnen können.

Fragen des methodischen Herangehens seitens der *Fachlehrer* verschiedener Disziplinen erarbeiten wir gemeinsam, beispielsweise in der Form, daß ich auch Aufsätze in denen die Schüler ihre Gedanken über das Raucherproblem darlegen, zu sehen bekomme und den Inhalt mit zensiere. In gleicher Weise werden wir auch im Fach Zeichnen vorgehen, im Sportunterricht unaufdringlich Raucher- gegen Nichtraucher-Riegen antreten lassen u. dergl. mehr. Alle diese gemeinsam erarbeiteten Aktivitäten werden nicht in Hau-Ruck-Aktionen, sondern langfristig und in diskreter Weise angewandt, um so allmählich, systematisch zu einer Änderung der Einstellung zum Rauchen zu gelangen. Daß dieser Prozeß wie jeder Erziehungsprozeß eine langwierige Angelegenheit ist, braucht sicherlich nicht extra betont werden.

Nur am Rande sei in diesem Zusammenhang erwähnt, daß wir einige rauchende Lehrer teils mit, teils ohne Raucherberatungskurs dazu umstimmen konnten, Nichtraucher zu werden.

Parallel zu unseren Veranstaltungen in den Schulen werden in Schwedt auch *Elternversammlungen* mit der gleichen Thematik durchgeführt. Wir hatten bei unserer Befragung nämlich ermittelt, daß

1. 11% aller rauchenden Schüler der 8. Klassen Zigaretten bereits von ihren Eltern angeboten bekommen hatten und daß
2. bei den Rauchern der 8. Klassen 25%, bei denen der 10. Klassen 45% aller Eltern, die wußten, daß ihre Kinder rauchen, lediglich mit Vorwürfen reagieren.

Daraus läßt sich schlußfolgern, daß die Eltern oft nicht in der Lage sind, ihren Kindern echte Hilfestellung zu geben.

Wir bemühen uns in den Elternveranstaltungen darum, die Erwachsenen mit unserem Anschauungsmaterial und unseren Argumenten vertraut zu machen, damit sie in derselben Richtung arbeiten wie wir und somit eine einheitliche Erziehung gewährleistet wird.

Ich will nicht verschweigen, daß es wahrscheinlich der schwierigste Teil unserer selbstgestellten Aufgabe ist, die Eltern für diese Thematik zu interessieren. Das hängt aber offenbar damit zusammen, daß die Teilnahme des größten Teils der Eltern einer Klasse an einer Elternversammlung meiner Meinung nach sowieso zu wünschen übrig läßt. Auch hier braucht es viel Geduld und Ausdauer bis wir unser Ziel erreicht haben werden.

Wir wollen den Wert unseres komplexen Programmes nach 3 Jahren erstmalig überprüfen; nachdem wir einen Schuljahrgang über 3 Schuljahre kontinuierlich betreut haben werden, wollen wir ermitteln, ob dann in den 10. Klassen eventuell weniger Raucher anzutreffen sind als im Schuljahr 1973/74.

Unabhängig davon, daß uns diese Werte jetzt noch nicht zur Verfügung stehen, werden wir durch Einsatz weiterer Interessenten an dieser Thematik die Aufgabenstellung mit Beginn des nächsten Schuljahres erweitern. Unser Kreisjugendarzt wird ähnliche Veranstaltungen bereits in den 6. und 7. Klassen systematisch durchführen, so daß wir in etwa 2 Jahren aussagen können, ob durch solche Aktivitäten der Anteil der Raucher in den 8. Klassen, der ja zu Beginn unserer Maßnahme bei 50% lag, gesenkt werden kann.

Zusammenfassung

1. Die Prophylaxe des Tabakschadens muß im Jugendalter beginnen; wir müssen aus der Phase der Bestandsaufnahme nun endlich zur Phase der aktiven Erziehung unserer jungen Menschen zu Nichtrauchern kommen.

2. Dieses Problem kann nur im gemeinsamen systematischen und langfristigen Herangehen von Ärzten, Eltern und Erziehern gelöst werden.
3. Für diese interdisziplinäre Aufgabe muß sowohl seitens der Ärzte als auch seitens der Pädagogen und Eltern Interesse und Verständnis geweckt werden, was nach unseren Erfahrungen ein recht langwieriger Prozeß ist.

In Schwedt hat sich diese kooperative Arbeit in mehreren Etappen entwickelt. Die 1. Etappe bestand zunächst in Vorabsprachen mit dem Stadtschulrat. Dieser erließ im weiteren Verlauf eine Anweisung, wonach dem Lungenfacharzt in allen Klassen der Klassenstufen 8—10 eine Biologie-Unterrichtsstunde obligatorisch zur Verfügung zu stellen sei. In der zweiten Etappe ging es um die Kontaktaufnahme zu den Schülern der 8. Klassen, zunächst mit dem Ziel der Wissensvermittlung. Gleichzeitig bemühten wir uns um die Mitarbeit vorerst der Biologielehrer und um Parallelveranstaltungen mit den Eltern. Die dritte Etappe besteht in der Suche nach weiteren Verbündeten unter den Lehrern und in der Erarbeitung eines verbesserten methodischen Vorgehens bei den Schülern der 9. u. 10. Klassen.

Parallel dazu suchen wir weitere Mitarbeiter unter den ärztlichen Kollegen, besonders unter Jugendärzten, die mit ähnlichem Programm bereits bei Schülern, Lehrern und Eltern der 6. und 7. Klassen wirksam werden sollen.

Eine solche gute Zusammenarbeit zwischen Medizinern und Pädagogen, wie wir sie in Schwedt zu verzeichnen haben, unter Berücksichtigung der jeweiligen territorialen Gegebenheiten kann auch in anderen Städten und Gemeinden praktiziert werden.

Die Raucherberatungsstelle Halle und ihre verschiedenen Aufgaben

K. Strubel

Im Jahre 1971 begann in der Stadt Halle die Rauchersprechstunde und entwickelte sich im Laufe der Jahre zur Raucherberatungsstelle. Unsere Raucherberatungsstelle ist nicht nur für Raucher, die sich das Rauchen abgewöhnen wollen, sondern für alle Bürgerinnen und Bürger, die in irgendeinem Zusammenhang mit dem Rauchen Rat oder Hilfe wünschen.

Natürlich ist die Durchführung der Rauchersprechstunde an jedem Dienstag von 18—19.30 Uhr im Anschluß an die Abendsprechstunde der Poliklinischen Abteilung für Lungenkrankheiten und Tuberkulose (PALT) weiterhin eine zentrale Aufgabe. Sicher wäre es besser, wenn wir diese Rauchersprechstunde zweimal in der Woche durchführen könnten. Der Abstand von einer Woche zwischen zwei Sprechstunden ist zu lang. Der Kontakt zwischen Arzt und Besuchern ist erwiesenermaßen bei zwei Sprechstunden in der Woche besser. Wegen unserer anderen Arbeiten ist es jedoch nicht möglich, mehr Zeit als eine Sprechstunde für die Raucher in der Woche bereitzustellen. Es ist auch zu empfehlen, daß die Rauchersprechstunde nicht an das Ende eines langen Arbeitstages ihres Leiters gesetzt wird. Die Arbeit in der Rauchersprechstunde verlangt ein ständiges Umschalten, Eingehen auf neue Argumente und eine unauffällige Leitung der Gruppe. Es ist also gut, wenn der Leiter der Rauchersprechstunde frisch an seine Arbeit gehen kann.

Als wir vor Jahren begannen, hatten wir an jedem Sprechstunden-Abend 25 und mehr Teilnehmer. Bald ging ihre Zahl langsam zurück und wir haben jetzt im Jahr 150—200 Besucher. Bedenken wir, daß in den Städten

Halle 250000 und Halle-Neustadt 60000 Einwohner leben, dann ist diese Teilnehmerzahl sehr gering. Wenn wir aber wissen, wie groß die Schädigungen durch das Rauchen an unseren Menschen sind, dann dürfen wir nicht resignieren und mit der Arbeit aufhören, wie es leider oft geschieht. Ist das Guthaben an Entwöhnungswilligen nach Beginn der Arbeit einer Rauchersprechstunde erschöpft, müssen wir mit niedrigen Besucherzahlen rechnen.

Außerdem können wir uns trösten: ein Blick auf die Arbeit mit Alkoholikern und Adipösen zeigt uns Schwierigkeiten, die den unseren sehr ähnlich sind. Auch die Ehe- und Sexualberatungsstellen werden, obwohl doch viele unserer Bürgerinnen und Bürger von Ehe- und Sexualproblemen der verschiedensten Art bedrängt werden, verhältnismäßig wenig aufgesucht.

Woher wissen nun die Bürger, daß es und wo es die Rauchersprechstunde gibt? Durch Befragen haben wir festgestellt, daß die meisten Entwöhnungswilligen uns von früheren Besuchern unserer Rauchersprechstunde geschickt werden. Fast genau so erfolgreich ist die Arbeit mit der Presse, wobei es gleich ist, ob es sich um populärwissenschaftliche Artikel oder um Anzeigen handelt. An dritter Stelle kommen die Besuche als Folge von Vorträgen über die Schäden des Rauchens.

Sehr wenig erfolgreich war die mehrmalige Dia-Werbung von 4 Wochen Dauer in den 7 größten Kinos der Stadt Halle: durch die erste Werbung kamen zwei Besucher und die zweite Dia-Werbung war ganz erfolglos. Eine Plakatierung an allen Anschlagstellen der Städte Halle und Halle-Neustadt im Jahre 1974 bewog keinen Raucher, uns aufzusuchen.

Wir führen in diesem Jahre eine Befragung aller Besucher unserer Rauchersprechstunde durch und werden das Ergebnis bekannt geben. Soviel können wir aber sagen: es kommen zu uns fünfmal mehr Männer als Frauen im Alter von 20 bis zu 60 Jahren. Gering ist die Zahl unserer männlichen und weiblichen Besucher unter 20 Jahre.

Die zweite Hauptaufgabe der Raucherberatungsstelle ist die Durchführung des 5-Tage-Planes im Oktober jeden Jahres. Nur im Jahre 1972 hatten wir zwei 5-Tage-Wochen. Gewiß machen wir der Rauchersprechstunde mit dem 5-Tage-Plan Konkurrenz, aber wir sehen im Nebeneinander beider Formen eine gute Ergänzung. Durch die beiden Methoden werden verschiedene Bevölkerungsgruppen angesprochen. Neben der Methodik gibt es noch drei wesentliche Unterschiede zwischen der Rauchersprechstunde und dem 5-Tage-Plan:

1. Im 5-Tage-Plan, einer Mischung von ärztlicher Aufklärung und psychologischer Anleitung und Führung mit den Hilfsmitteln Tonfilm an 4 Abenden, mit Dias, Bild- und Wandtafeln, gibt es keine Medikamente, also auch kein Tabex, das in der Rauchersprechstunde verordnet wird.
2. Die Rauchersprechstunde wird von uns durchgeführt, die 5-Tage-Woche aber von anderen Kollegen, die mit großem Eifer ihre Arbeit leisten. Gerade in den verschiedenen durchführenden Personen sehen wir einen großen Vorteil in der zweigleisigen Arbeit mit unseren Entwöhnungswilligen.
3. Während das Aufsuchen der Rauchersprechstunde kostenlos ist, muß jeder Teilnehmer des 5-Tage-Planes schon bei der Anmeldung 20,— M bezahlen; Rentner, Schüler und Studenten nur 5,— M. Der finanzielle Einsatz bei dem 5-Tage-Plan ist für uns groß: die Kosten betragen ungefähr 2 200,— M. Wenn wir auch kein finanzielles Geschäft machen wollen, so bewahrt uns der Unkostenbeitrag vor unzuverlässigen Besuchern.

Das beweisen auch die Besucherzahlen. So hatten wir im Kurs I

am 1. Tag: 121 Teilnehmer,
„ 2. „ 113 „
„ 3. „ 100 „

am 4. Tag	92	Teilnehmer	und
„ 5. „	90	„	

Oder anders gesagt: von den 121 Teilnehmern des Kurses I waren anwesend

nur einmal:	5	Teilnehmer,	
„ zweimal:	14	„	
„ dreimal:	3	„	
„ viermal:	18	„	und
fünfmal:	81	„	

In den Kursen II bis IV, also bis 1974, hatten wir bei fallenden Teilnehmerzahlen das gleiche Zahlenverhältnis. Wie bei den Rauchersprechstunden kommen auch zu den 5-Tage-Plänen hauptsächlich Männer. Im Kurs I waren es 95 Männer und 26 Frauen; im Kurs II 77 Männer und 23 Frauen. Auch dieses Verhältnis war in den Kursen III und IV ähnlich. Immerhin kommen zu den 5-Tage-Wochen verhältnismäßig mehr Frauen als zu den Rauchersprechstunden.

Wie in der Rauchersprechstunde ist die Teilnehmerzahl an den 5-Tage-Wochen fallend. Während an den 5-Tage-Wochen I und II 121 und 100 Entwöhnungswillige teilnahmen, waren es am Kurs III 1973 80 und am Kurs IV 1974 nur 55.

Für diese Tendenz ein weiterer Beweis: vor dem Kurs I erschien eine Anzeige in den 4 Zeitungen der Stadt Halle; schon nach ganz kurzer Zeit hatten sich 130 Bürger angemeldet, von denen nur neun nicht erschienen. Beim Kurs IV im Jahre 1974 wollten nach der ersten Anzeige in gleicher Größe in denselben 4 Zeitungen nur 35 Entwöhnungswillige zu uns kommen; erst nach einer weiteren Anzeige erreichten wir 55 Teilnehmer.

Die Teilnehmerzahlen an Rauchersprechstunden und am 5-Tage-Plan zeigen eindeutig, daß der Teilnehmerkreis für diese Arbeit nicht groß ist; das beweisen auch die Zahlen in allen anderen Orten, in denen Rauchersprechstunden durchgeführt werden. Wir werden also weder mit der Rauchersprechstunde noch mit dem 5-Tage-Plan die Unsitte des Rauchens wirksam bekämpfen können. Wir werden auch ein Zaubermittel von der Industrie in absehbarer Zeit nicht angeboten bekommen, das sich so viele Raucher wünschen, die nur das Medikament einnehmen und sofort ohne Einsatz einer Eigenleistung Nichtraucher werden möchten.

Trotzdem dürfen wir nicht in den Fehler verfallen, an dem Sinn und schließlichen Erfolg unserer Arbeit zu zweifeln. Viele Bürger hören nämlich auch ohne Hilfe der Rauchersprechstunde mit dem Rauchen auf. Nach den Ergebnissen der Befragung bei der Bronchitis-Aktion 1974 der Kreistuberkulosestelle Halle wurde festgestellt, daß in der Stadt Halle unter 1012 Männern im Alter von 38 bis 68 Jahren die Zahl der Nichtraucher gegen 1971 um 10% zugenommen hat und zwar von 25% im Jahre 1971 auf 35% Nichtraucher im Jahre 1974. Das ist eine Zahl, die für die Zukunft Gutes verspricht. Nach einer von HÜTTNER/WIESNER zitierten Veröffentlichung gab es 1969 in Halle unter der Bevölkerung im Alter über 18 Jahre 58,6% männliche und 13,5% weibliche Raucher.

Nur ist für eine weitere positive Entwicklung eine Aufklärungstätigkeit in den Massenmedien nötig. Besonders das Fernsehen wird noch nicht genügend genutzt. Diese Arbeit wird erfolgreich sein, wenn sie zentral gelenkt und sachlich überzeugend geführt wird und wenn die gesellschaftlichen Organisationen und der Staat alle Möglichkeiten ausnützen.

Die dritte Aufgabe der Raucherberatungsstelle ist im wesentlichen eine Aufgabe der Organisation, des Suchens und Sammelns. Da wir bisher von zentraler Stelle viel zu wenig Material als Hilfen für unsere Arbeit bekommen, Material, das zudem oft nur in zu geringer Menge zu beziehen ist und auch nicht genügend anspricht, versuchen wir uns geeignetes Material selbst zu beschaffen aus den medizinischen Zeitschriften zur eigenen Information, zur besseren Argumentation und als propagandistisch gut verwertbare „Knüller". Wir haben uns im Laufe der Jahre eine ansehnliche Sammlung von Sonderdrucken, Xerokopien, Fotokopien, Diapositiven, Tabellen angelegt für unseren eigenen Gebrauch und — was mindestens genauso wichtig ist — zur Ausleihe. Mehrere PALT und Raucherberatungsstellen ließen sich von unseren Materialien und Dias auf ihre Kosten Kopien anfertigen. Dia-Reihen werden an vortragende Ärzte verliehen.

Wir selbst halten Dia-Vorträge in Schulen, aber höchstens vor 2 zusammengefaßten Klassen. Mit der Urania führten wir „Medizinische Sonntage" durch. Die Deutsche Volkspolizei bat uns mehrfach um Unterstützung bei der Kraftfahrerschulung wegen der Gefährdung der Kraftfahrer durch das Rauchen. 1974 haben wir insgesamt 11 Dia-Vorträge gehalten. Zusammen mit der Urania und dem Demokratischen Frauenbund Deutschlands wurde ein „Offener Nachmittag" im DFD-Ratgeberzentrum veranstaltet. Mehrere Schaufenster wurden von uns mit Aufklärungsmaterial ausgestaltet.

Wir ließen 1973/1974 ein eigenes Plakat in einer Auflage von 3000 Stück drucken und 1974 einen Werbezettel, angelehnt an den Berliner Text, in einer ersten Auflage von 2000 Stück, jetzt 1975 in einer zweiten Auflage von 4000 Stück.

Wichtig ist uns auch die Beratung von Nichtrauchern, die in ihren Betrieben durch Raucher belästigt werden und unseren Rat und unsere Hilfe erbitten. Wir vermissen bei diesen Beratungen aber sehr, daß Schutz des Nichtrauchers gesetzlich nicht genügend abgesichert ist trotz vieler gut gemeinter Worte und Veröffentlichungen. Klare Entscheidungen fehlen noch.

Leider ist der Kontakt zur Schulbehörde der Stadt Halle noch unzureichend. Dieser ist aber unbedingt notwendig, da es nutzlos ist, wenn die Eltern mit dem Rauchen aufhören, die Schulkinder aber immer früher mit dem Zigarettenrauchen beginnen. In den letzten Jahren haben wir infolge Vermittlung interessierter Lehrer mehrfach in den einzelnen Schulen sprechen können. Daß eine gute Zusammenarbeit zwischen der örtlichen zentralen Schulverwaltung und der Raucherberatungsstelle möglich ist, beweist das Beispiel Schwedt.

Die letzte und nicht unwichtigste Aufgabe unserer Raucherberatungsstelle ist die Integration der Bekämpfung des Rauchens in die Bemühungen um eine allgemeine gesunde Lebensführung. Deshalb pflegen wir eine intensive Zusammenarbeit mit dem Kabinett für Gesundheitserziehung in der Stadt Halle.

Zusammenfassend möchten wir feststellen: die Arbeit in unserer Raucherberatungsstelle ist vielseitig, manchmal schwierig. Wir benötigen dringend die Hilfe der Zentrale, die am Forschungsinstitut für Lungenkrankheiten und Tuberkulose jetzt eingerichtet ist und die uns manche Arbeit abnehmen kann. Von dieser Zentrale muß die Bereitstellung von mehr Hilfsmitteln für unsere Arbeit erreicht werden. Während die Gesellschaft mit ihren Organisationen sich offen zu unserer Arbeit bekennen muß, müssen wir uns hüten, in der Öffentlichkeit den Eindruck von Sektierern hervorzurufen. Dann wird auf lange Sicht unsere Arbeit erfolgreich sein.

10 Jahre Gruppentherapie in der Raucherberatungsstelle Berlin-Friedrichshain

D. PAUN

Eine 1970 durch die WHO angefertigte Expertenstudie betont wiederum mit Nachdruck, „daß das Zigarettenrauchen zu einem Gesundheitsproblem von internationalem Rang geworden ist“ und empfiehlt die Einrichtung von Raucherberatungsstellen in Krankenhäusern und Polikliniken [1].

„Mehr Forschung ist notwendig — nicht um die Gefahr des Rauchens zu beweisen, denn jene wurde klar festgestellt — sondern Wege zu suchen, wie man den Rauchern helfen kann, die Gewohnheit aufzugeben“ [3]. Zur Zeit arbeiten bereits ca. 80 Raucherberatungsstellen in unserer Republik [2].

Am 18. Januar 1965 wurde in der allgemeinmedizinischen Abteilung der Poliklinik am Städtischen Krankenhaus im Friedrichshain, Berlin, mit Unterstützung von OMR Prof. Dr. med. habil. E. BAHRMANN, die erste Raucherberatungsstelle in der DDR gegründet[1]).

Wir begannen mit Einzelbehandlung. Die Patienten sprachen viel über persönliche Sorgen, um damit ihren Zigarettenmißbrauch zu begründen. Für gezielte Beratung blieb wenig Zeit. Die Erfolge waren dementsprechend bescheiden, die Wartezeiten betrugen Monate.

Angeregt durch Gruppentherapie von Rauchern in den USA mit Lobelindragees als Hilfsmittel, begannen wir 1965 ebenfalls Gruppentherapie durchzuführen.

---

[1]) Der verstorbenen Frau I. PAUN geb. SCHREIER sei für ihre aufopferungswürdige freiwillige Unterstützung und Hilfe bei dieser Arbeit an dieser Stelle besonders gedankt.

Vorteile der Gruppentherapie

Die Gruppenbehandlung entwöhnungswilliger Raucher hat gegenüber der Einzelbehandlung folgende Vorteile:

1. Die Gruppenmitglieder zeigen in der Regel mehr Verständnis und Hilfsbereitschaft füreinander als ein berufsmäßiger Therapeut, der entweder nie geraucht hat, mit dem eigenen Rauchen problemlos fertig geworden ist oder sich wegen der Länge der seitdem verstrichenen Zeit kaum noch an sein damaliges Befinden und seine Emotionen bei der Entwöhnung erinnern kann.
2. Der Arzt oder Psychologe wird durch die Laien- oder Co-Therapeuten stark entlastet, insbesondere emotionell. Jahrelang die gleichen Ratschläge selbst erteilen führt über eine Art Monotonie zur Lustlosigkeit.
3. Die Erfolge der Gruppentherapie sind aus den besagten Gründen besser und dauerhafter als bei der Einzelbehandlung.
4. Der Therapeut hat bei jeder Gruppentherapie Erfolgserlebnisse, die ihn stimulieren, was bei Einzelbehandlung nicht so häufig zutrifft.
5. Bei Abhängigen ist wegen ihrer Ambivalenz, ihrer Unentschlossenheit ein Bestellsystem ohne wesentliche Wartezeiten für Arzt und Patient nicht durchführbar, da viele trotz sehr dringlich gemachter Anmeldung bei der Einzelbehandlung unentschuldigt fortbleiben. Bei der Gruppentherapie ist die Regelmäßigkeit des Besuches besser, aus der eine höhere Erfolgsquote resultiert.
6. Alles in allem ist Gruppentherapie in mehrfacher Hinsicht auch ökonomischer.

Voraussetzungen der Gruppentherapie

Die Durchführbarkeit und der Erfolg einer Gruppentherapie für entwöhnungswillige Raucher ist allerdings neben der Erfüllung der materiellen und organisatorischen Vorbedingungen von dem Vorhandensein bestimmter Voraussetzungen abhängig. Grundvoraussetzung ist die jahrelange Hilfe und Unterstützung durch die Massenkommunikationsmittel, speziell die Presse und hier wiederum die *Tagespresse*, die die breite Öffentlichkeit beharrlich über die Möglichkeiten der Raucherentwöhnung sowie über Anschriften und Sprechzeiten der Raucherberatungsstellen informiert. In der Hauptstadt Berlin waren fünf Jahre Pressearbeit erforderlich, bis die Raucherberatung Friedrichshain so populär war, daß sich zweimal wöchentlich eine für die Gruppentherapie ausreichende Anzahl *freiwilliger* Patienten einfand:

Bei durch den Arzt überwiesenen Patienten liegt in der Mehrzahl der Fälle zunächst kein echter Entwöhnungswille vor, da sie meist nicht freiwillig kommen. Solche unfreiwilligen Problempatienten können nur von einer gut arbeitenden Gruppe „verkraftet" werden.

Ein *Mindestbildungsniveau* — 8 Klassen Volksschule — ist für den Besuch der Gruppentherapie mit Dauererfolg in der Regel erforderlich.

Ein Mindestmaß an *geistiger Gesundheit* ist ebenfalls Voraussetzung. Patienten mit Psychosen sollten nur nach Beratung mit dem Psychiater (versuchsweise) aufgenommen werden. Aber auch in solchen Fällen wurden Erfolge erzielt.

Es muß eine ausreichende — gegebenenfalls durch Hörgerät korrigierte — *Hörfähigkeit* oder bei hoher Intelligenz die Fähigkeit des Ablesens vom Munde ausgebildet sein.

Medikamente sollten nicht vor der dritten Teilnahme an der Gruppentherapie verordnet werden, da sonst ein regelmäßiger Besuch entgegen allen Beteuerungen der Patienten nicht garantiert ist. Sie setzen außerdem zunächst meist einseitige Hoffnungen auf ein Medikament, die — falls enttäuscht — vollständiger Hoffnungslosigkeit weichen.

Das Entwöhnungsmittel sollte kostenpflichtig sein, dies bewirkt einen gewissen psychotherapeutischen Effekt.

Die Geschlechter sind nicht zu trennen, weil sie sich gegenseitig zu regelmäßigem Besuch und zu guter Mitarbeit stimulieren und den Geist des Wettbewerbs wachhalten.

Die Sprechstunden müssen zweimal wöchentlich in Abständen von 3—4 Tagen regelmäßig durchgeführt werden, einmal weil die günstige Beeinflussung durch die Gruppe anfangs nicht länger „vorhält“, zum anderen weil eine dienstliche, gesellschaftliche oder familiäre Verhinderung an einem bestimmten Wochentage den (regelmäßigen) Besuch unmöglich macht.

Zum Neuanfang der Gruppentherapie sollten bereits Entwöhnte, die hilfreich zu sprechen verstehen, eingeladen werden, was auch bei bereits gut arbeitenden Gruppen von Nutzen ist.

Der Leiter muß schweigen können. Wenn er es nicht kann, muß er es lernen. Schweigen ist erlernbar. Vorträge, die der Leiter in der Gruppe hält, insbesondere solche über die wissenschaftlichen Grundlagen des Tabakschadens, lenken von der Erörterung der positiven Seiten des Nichtmehrrauchens und von der Diskussion der Entwöhnungsmethoden ab. Reden muß der Therapeut im wesentlichen nur dann, wenn die Gruppe nicht selbst aktiv wird bzw. sich nicht selbst hilft oder helfen kann.

Die Patienten müssen eine gedruckte Anleitung zum Handeln in die Hand bekommen.

Die Wichtigkeit des regelmäßigen Besuches ist an erster Stelle herauszuarbeiten und durch Arzt und Mitpatienten theoretisch und an Hand von Beispielen zu begründen.

Ein sofortiges Aufgeben des Rauchens nach dem ersten Gruppengespräch wird von erfahrenen Mitpatienten nicht empfohlen, da mangelhafte Vorbereitung dem Rückfall Tür und Tor öffnet und dann sehr rasch Entmutigung eintritt.

Der Leiter muß echt „engagiert“ sein. Das ist auf lange Sicht nur bei selbst nichtrauchenden Ärzten möglich. Er muß sich theoretische Kenntnisse und praktische Erfahrungen (zunächst bei Hospitationen — vor Arbeitsaufnahme zehn, später mindestens vierteljährlich) angeeignet haben. Seine Facharztausbildung ist *nicht* entscheidend.

Es müssen Vertreter zur Verfügung stehen, damit die Gruppentherapie niemals ausfällt.

Gruppenpsychotherapie

Die Grundlage einer Hilfe für entwöhnungswillige Raucher ist die Gruppenpsychotherapie. In der DDR befaßt sich jedoch kaum ein Psychotherapeut mit der Raucherberatung. Ärzte verschiedener Fachrichtungen, die praktische Raucherentwöhnung betreiben, müssen sich — in der Regel ohne entsprechende Grundausbildung und ohne die Beratung durch Psychotherapeuten — zwangsläufig psychotherapeutischer Methoden bedienen, wenn sie Erfolge erzielen wollen.

Unter *Gruppentherapie* versteht man die Behandlung von Kranken mit gleichartigen oder ähnlichen Erkrankungen bzw. Symptomen oder die Einflußnahme auf Verhaltensstörungen in Gruppen. Im Gegensatz zur Gruppentherapie im engeren Sinne des Wortes, wozu auch Krankengymnastik und Atemtherapie zu zählen sind, handelt es sich bei der Einflußnahme auf Abhängige und Süchtige eigentlich um eine *Gruppenpsychotherapie.*

Zweck dieser Ausführungen soll sein, das Interesse aller engagierter Ärzte — auch der Psychotherapeuten — an diesem zukunftsträchtigen und dabei ärztlich befriedigenden Arbeitsgebiet anzuregen und die Diskussion über eine optimale Methodik in Gang zu bringen.

A. G. Stojko [4] veröffentlichte 1928 in der Sowjetunion als erster im Weltmaßstab die Ergebnisse einer Gruppentherapie für entwöhnungswillige Raucher in Kursform. Diese Literatur lag uns zunächst nicht vor, sondern nur solche über stationäre Gruppenbehandlung von Alkoholikern in offenen Gruppen mit nicht-direktiver Therapie (PANSE [5]), die bei entwöhnungswilligen Rauchern ambulant angewendet wurde [2, 6, 7]. Im Laufe der Jahre hat sich bei uns in den offenen Gruppen folgende Methodik herausgebildet, die hier in Anlehnung an die Gesichtspunkte von KOHLER [8] beschrieben werden soll:

Formale Gesichtspunkte

Gruppengröße: Die optimale Gruppengröße beträgt 8 bis 12 Teilnehmer. Bei größeren Gruppen wird eine straffere Leitung erforderlich.

Gruppentherapieraum: Der Gruppentherapieraum ist konstant ein großes Sprechzimmer in der allgemeinmedizinischen Abteilung der Poliklinik. Die Stühle werden je nach Patientenzahl in einem Halbkreis oder in einem Kreis angeordnet.

Gruppengesprächsdauer und -häufigkeit: Die Teilnehmer treffen sich — soweit sie beruflich und familiär abkömmlich sind — zweimal wöchentlich je 90 (bis 120) Minuten lang.

Offene und geschlossene Gruppen: Grundlage der Arbeit einer Raucherberatungsstelle ist die offene Gruppe, die sich aus absolut freiwillig gekommenen Entwöhnungswilligen zusammensetzt, die meist auf Grund einer Notiz in der Tagespresse kommen.

Geschlossene Gruppen, z. B. in Kursform, bieten zwar erhebliche therapeutische Vorteile, erfordern aber einen hohen organisatorischen Aufwand.

Homogene und heterogene Gruppen: Trotz eines gemeinsamen Zieles, der Entwöhnung vom Rauchen, dürfte es sich hierbei um heterogene Gruppen handeln. Der Begriff einer speziellen Gruppe wäre wegen dieses gemeinsamen Zieles eventuell anwendbar. Allerdings sind nicht alle Teilnehmer tatsächlich entwöhnungswillig.

Gruppenregeln: Die Grundregel oder -verpflichtung zur regelmäßigen Teilnahme bleibt leider bei den Rauchern oft ein Lippenbekenntnis.

Aufgabenstellung

Die Patienten kommen mit Fehlurteilen, Vorurteilen oder ohne eigene Urteile über die Entwöhnungsproblematik. Aufgabe des Gruppengsprächs ist es, allen zu richtigen Urteilen über die besten Möglichkeiten der Raucherentwöhnung zu verhelfen. Außerdem muß das Gruppengespräch eine emotionale Umstimmung von einer pessimistischen zu einer optimistischen Grundhaltung bewirken. Sind diese Aufgaben erfüllt, stellt sich der Patient selbst den Termin für die Entwöhnung vom Nikotin.

In den ersten Tagen und Wochen braucht er zweimal in der Woche die Hilfe des Kollektivs, um über etwaige körperliche und psychische Entziehungserscheinungen leichter hinwegzukommen. Danach hat der Besuch der Gruppendiskussion noch eine Festigungsfunktion zur Prophylaxe des Rezidivs.

Erfolge

Die Patienten werden in den Gruppendiskussionen von den bereits Entwöhnten in der Regel zunächst aufgefordert, zu versuchen, das Rauchen ohne ein Medikament einzustellen. Diejenigen, die beim dritten Besuch noch rauchen und um eine medikamentöse Unterstützung bitten, bekommen die bulgarischen cytisinhaltigen Tabex-Tabletten von PHARMACHIM Sofia verordnet, für die sie selbst 11,20 M bezahlen müssen. Bei beharrlichen Entwöhnungswilligen ist eine medikamentöse Unterstützung nicht notwendig. Die besten zahlenmäßigen Ergebnisse liegen bis jetzt von den Patienten vor, die mindestens zweimal an der Gruppentherapie teilgenommen und Tabex-Tabletten eingenommen haben. Von ihnen waren vier Wochen nach Beginn der Tablettenkur 85% und 26 Wochen nach Kurbeginn 46% Nichtmehrraucher (Tab. 1) [9, 10]. Bei regelmäßigem Besuch sind die Erfolge besser.

Tabelle 1. Behandlungserfolg der Raucherberatungsstelle Berlin-Friedrichshain

Zahl der Patienten	Einrichtung	Entwöhnung in % nach 4 Wochen	8 Wochen	1/4 Jahr	1/2 Jahr	1 Jahr
	1965/1966					
850	**Raucherberatungsstelle Berlin-Friedrichshain**	45	35	30	20	15
	1966/1967					
230	**Paun und Franze Gruppentherapie und Tabex ab zweiten Besuch**	85	70	60	45	30

Die Rolle des Therapeuten in der Gruppe

Das ständige Bemühen geht um die Anwendung der nichtdirektiven Gruppentherapie. In der Gruppe werden keinerlei Vorträge gehalten, weder über die gesundheitlichen Auswirkungen starken Zigarettenrauchens noch über die Entwöhnungsmethoden. So oft wie nötig und so selten und so kurz wie möglich wird zu fachlichen Fragen Stellung genommen, die von der Gruppe allein nicht geklärt werden können.

Nach den vorliegenden Erfahrungen wirkt der Therapeut am besten, indem er verhältnismäßig selten in das Geschehen eingreift. Seine Anwesenheit jedoch ist erforderlich. Bei folgenden Gelegenheiten muß der Therapeut in der offenen Raucherentwöhnungsgruppe in das Geschehen eingreifen:

Er muß sprechen, wenn die Gruppe in den folgenden Fällen nicht selbst aktiv wird bzw. sich nicht selbst hilft oder helfen kann:

— Zur Begrüßung, und dabei fragen, ob die Neulinge mit dem Gruppengespräch einverstanden sind, was fast alle bejahen.
— Zur Anregung des Gesprächs durch eine allgemeine Frage, z. B. Wie geht es Ihnen, Herr ....? Wie lange rauchen Sie nicht? Was führt Sie zu uns?
— Bei stärkerer oder längerdauernder Abweichung vom Thema, z. B. Jugenderziehung, Passivraucherschutz, staatliche Maßnahmen.
— Wenn ein einzelner zu lange oder zu oft spricht, z. B. psychisch akzentuierte Persönlichkeiten — es sei denn, es ist sehr wertvoll, was er sagt.
— Wenn die Gruppe schweigt, Kunstgriffe anwenden, z. B. einen bestimmten Teilnehmer freundlich auffordernd ansehen oder ansprechen.
— Um etwas Wichtiges durch Mimik, Gestik oder kurze Worte zu unterstreichen.
— Zur Klärung für die Entwöhnung wichtiger fachlicher Fragen, die kein Teilnehmer klären kann.
— Zur Klärung von Unklarheiten zunächst weitere Meinungen anfordern.
— Wenn etwas gänzlich Falsches gesagt wird und niemand korrigiert, zunächst versuchen, andere Meinungen dazu zu hören.
— Wenn länger als mehrere Sekunden an mehreren Stellen zugleich gesprochen wird, was Frauen und Jugendliche häufiger tun, auffordern, nacheinander zu sprechen.
— Zum Schutze eines übermäßig stark angegriffenen „Prügelknaben" möglichst zunächst andere Meinungen erfragen.
— Wenn auf eine wichtige hilfeerheischende Äußerung

nicht eingegangen wird, Stellungnahmen dazu herausfordern.

- Wenn der Stoff ausgeht, z. B. zur Erörterung des gesundheitlichen Befindens nach der Entwöhnung oder zur Analyse von Rückfallsituationen auffordern.
- Um einem pessimistischen Gespräch eine optimistische Wendung zu geben.
- Wird er selbst angesprochen, gibt er die Frage möglichst in die Gruppe zurück.
- Wenn es nützlich erscheint, um ganz Verzagten eine „Garantieerklärung" zu geben und gegebenenfalls eine Verpflichtung zu regelmäßiger Teilnahme bzw. zur Verschwiegenheit abzunehmen.
- Um Streitgespräche zu schlichten oder zu entscheiden.
- Um hin und wieder einmal eine Zusammenfassung nach einem Themenkomplex oder am Ende des Gruppengesprächs zu geben.
- Um einen Teilnehmer zu bremsen, der zu laut wird und nicht damit aufhört, oder grob unhöflich wird, z. B., „Wenn ich hier nicht hypnotisiert werde ...", falls die Gruppe allein nicht mit ihm fertig wird.
- Um einen, der nicht zuhören will, zum Zuhören aufzufordern.
- Um ganz selten einen argen Störenfried ausnahmsweise nach Hause zu schicken, wenn die Gruppe es nicht selbst besorgt. Bei psychisch ernsthaft Kranken geschieht dies am besten vor der nächsten Gruppentherapie.
- Um (z. B. später gekommene) Schweigende zum Reden zu bringen.
- Um zu erreichen, daß neu Hinzugekommene ins Gespräch einbezogen werden.
- Zur Vorstellung von hospitierenden Ärzten oder Psychologen gegen Ende des Gesprächs.

- Zur Verabschiedung, gegebenenfalls mit einem möglicherweise humorvollen optimistischen Schlußwort.
- In Ausnahmefällen muß der Therapeut zur direktiven Leitung übergehen oder sogar einen Vortrag halten, nämlich wenn neue bzw. hier unerfahrene Patienten oder psychisch akzentuierte Persönlichkeiten in ungünstiger Weise den Ton angeben.

In der Mehrzahl der inzwischen 80 Raucherberatungsstellen der DDR [5] arbeiten die Kollegen mit Gruppen [9]. Ein regelmäßiger Erfahrungsaustausch ist vorgesehen.

Literatur

1. Empfehlungen der Weltgesundheitsorganisation zum Kampf gegen das Rauchen: Archiv f. Geschwulstforschung **39** (1972) 4, 267–369
2. Paun, D.: Schluß mit dem Rauchen — aber wie? Berlin 1972
3. Gonda, G.: WHO, Reg. Off. f. Europa, Kongreßbericht, 1. Europäischer Kongreß „Rauchen und Gesundheit", 6. bis 9. Sept. 1971, Bad Homburg, Rehabilitation (Aachen) **25** (1972), H. 1–2, S. 2–3 (engl.)
4. Stojko, A. G.: Chronitscheskij Nikotinism (Tabakokurenie) i jego Letschenie, Moskau (Medgis) 1958 (russ.)
5. Panse, Fr.: Stationäre Gruppentherapie von Alkoholikern, in: Sucht und Mißbrauch, herausg. v. F. Laubenthal, Stuttgart 1964
6. Paun, D.: Das Deutsche Gesundheitswesen **21** (1966), 11, 520–523
7. ders.: Erfahrungen zur Methodik der Tabakentwöhnung, Mitteilungen für Gesundheitserzieher, Deutsches Hygiene-Museum Dresden, Ausgabe Nr. II/III/1969, S. 25–27
8. Kohler, Ch.: Kommunikative Psychotherapie, Jena 1968, 104–113
9. Paun, D. u. J. Franze: Das Deutsche Gesundheitswesen **23** (1968), 44, 2088–2091
10. dies.: Mschr. Lungenkrkh. Tbk-Bekpf. **12** (1969), 8, 242–247

Die hypnotische Aversionsbehandlung von Rauchern

E. Stürzenberger

Einleitung

Daß man suggestiv in der Hypnose eine Aversion gegen suchterzeugende Genußmittel hervorrufen kann, ist fast solange bekannt wie die Hypnose selbst. In unserer Raucherberatungsstelle erzeugen wir diese Abwehr in Form von Husten oder Übelkeit sofort und total, d. h. zunächst für den Zeitraum der direkten Hypnoseeinwirkung. Dazu wird die Methodik der hypnotischen Induktion und die Wortwahl (Suggestion) solange variiert, bis sich dem jeweiligen Nerventyp entsprechend eine als „kraftvoll" bezeichnete Abwehrreaktion gegen den akut aktiv oder passiv eingeatmeten Rauch zeigt. Gelingt es hierbei einem erfahrenen Hypnosetherapeuten, auch nahezu 100%ig die o. g. Wirkung auszulösen, kann man diese Methode nur als sogenannte Starthilfe bezeichnen. Es muß daher überlegt werden, wie man sie durch Kombination mit anderen bewährten Methoden länger nachwirken lassen kann. Dabei ist zu bedenken, daß der Raucher doch nach dieser Erstbehandlung wieder in sein gewohntes Milieu zurückkehrt. Dadurch wird die Rückfallgefahr ohne eine weitere Betreuung unvermeidbar groß.

1. Vorbemerkung

1.1. Unsere Raucherberatungsstelle besteht seit 1970 als eine subspezialisierte Behandlungsstelle der Hauptambulanz der Nervenklinik Neuruppin. Sie wird vom Leitenden Arzt der Ambulanz *geleitet*. Die Behandlungen erfolgen einmal wöchentlich nachmittags für ca. 2 Stunden.

1.2. Einzugsbereich:

Der Einzugsbereich war zunächst nicht beschränkt, da aus allen Teilen der Republik Anmeldungen erfolgten. Zur Sicherung der Grundversorgung des Territoriums auf neurologisch-psychiatrischem Gebiet wurden schließlich ab 1. 1. 74 nur noch Patienten des Bezirkes Potsdam und nur nach ärztlicher Anmeldung Patienten aus anderen Bezirken angenommen. Die endgültige Beschränkung auf den Kreis soll nach Arbeitsaufnahme weiterer Raucherberatungsstellen in jedem Kreis der DDR erfolgen.

1.3. Patientenzahl:

Es werden jeweils zwischen 5 bis 10 Raucher in Gruppen betreut (das Wort „Behandlung" wird tunlichst vermieden, um den Anteil der Eigenaktivität und -verantwortung des Rauchers nicht zu sehr einzuschränken).

1.4. Ausrüstung der Rauchersprechstunde:

1 Liege, 1 Rauchtisch, entsprechende Stühle, 1 Tonbandgerät, Rauchutensilien.

2. Behandlung

2.1. Einstimmen vor der Behandlung:

2.1.1. Ausfüllen des Fragebogens (Teil B)

(Vorher Kenntnisnahme vom sogenannten „Merkblatt für künftige Nichtraucher" — Teil A, das uns möglichst *vorher* zugesandt oder mitgebracht wird.) — siehe Anlage 1 und 2
Der Fragebogen beschäftigt sich neben den *Angaben zur Person* mit dem *Tabak- und Genußmittelverbrauch* und den evtl. ersten Krankheitszeichen (die möglicherweise rauchbedingt sein könnten) und zusätzlichen *Fragen zur Persönlichkeit* sowie der Entstehung des Nikotinmiß-

brauchs. Die Angaben werden gegebenenfalls zur individuellen Diskussion benutzt, falls Einzelbehandlungen bei schwieriger *Hypnose*einleitung in der Gruppe nötig ist.

2.1.2. Gemeinsames *Tonbandhören* (ca. 15 Min.) der Raucher

Es werden allgemein und speziell interessierende Probleme (etwa im Sinne der formelhaften Vorsatzgebung des AT)

Ich darf nicht rauchen
Ich will nicht rauchen

und als ärztliche Aufgabe:

Und es schmeckt auch nicht

vorgegeben und erklärt.
Es wird notwendiges Erkenntnisgut (Statistik) als Information (nicht als Bedrohung) über Morbiditäts- und Mortalitätsziffern vermittelt. Es wird die Hypnose als solche und hier im besonderen erklärt.
Es wird stets eine positive Atmosphäre von Hilfe, gemeinsamer Aufgabe und Erfolg (bei entsprechendem Willen und Charakterstärke) verbreitet.
Aber es wird auch ganz definitiv abgelehnt, daß dieser Behandlung evtl. eine *Alibifunktion* unterschoben wird! Siehe auch Merkblatt — Teil A!)

2.1.3. Einstimmung durch den Arzt

Es wird noch einmal das Wichtigste zusammengefaßt, und die Schwierigkeiten betont, die *noch vor* dem entwöhnungswilligen Raucher stehen: (in allgemeinverständlichen Sätzen)
Motto: Durch uns nicht Bekämpfung des Rauchens an sich, da sich hier längst grundsätzliche Verbindungen zwischen der *Tatsache des Rauchens* und dem Begriff (als

Realität) *Pause/Feierabend* = Schluß mit der oft lästigen Arbeit, d. h. *Rauchen ist angnehm,* eingeschliffen hat! Sondern: Wir lassen dem Körper, d. h. seinem Bewußtsein wieder klar werden, daß durch „*diese*“ (später „*jede*“) Zigarette etwas Ekelhaftes, Widerliches, Unangenehmes, nämlich jeweils brennender, beißender, kratzender Qualm in ihn eindringt.

— Und der schmeckt eben nicht

— kann nicht schmecken!

Ziel: — und was nicht schmeckt, werfe ich weg.
Also: Die Hypnose weckt die verschütteten Qualitäten (nach gewohnheitsmäßig eingeschliffener Teilhemmung des Geruchs-, Geschmacks- und des sog. Hustenzentrums) dadurch wieder, daß man nach einer hypnotischen Gesamthemmung (Hypnose = griech.: Schlaf) *alles* wieder weckt!
Damit kann der Körper wieder erkennen, was in ihn eindringt, und er kann sich *kraftvoll* „wie damals“ (als er noch Nichtraucher war) gegen den Qualm wehren.

Ich fasse dann zusammen:

„Jetzt können wir Ihren Körper (Ihr Nervensystem!) wieder neu programmieren, weil er seine alten, bisher gehemmten Abwehrfähigkeiten wiederbekommen hat.
Er merkt jetzt, wenn eine brennende Zigarette an seine Lippen kommt —

brennenden, beißenden, hustenmachenden Rauch

oder (je nach Typ Ihres Nervensystems):

brennenden, beißenden, vergiftenden Rauch“.

2.1.4. Hypnosebehandlung:

Der Raucher liegt ausgestreckt.
Einleitung der Hypnose durch Fixation des Fingers bis zum Augenschluß. Der rechte Arm wird leicht abgewinkelt gehalten.

Abwarten des REM-Stadiums = verstärkte Suggestibilität.
Herabsinken des Kontrollarmes und
erneute Suggestion:

„Wenn die Zigarette jetzt (und später) an Ihre Lippen kommt, merken Sie .... (siehe oben), und es beginnt die *kraftvolle Abwehr* (je nach Typ: mit kraftvollem Husten oder zunehmender Übelkeit), bis Sie dann die Zigarette *freiwillig* und mit vollem Ekel (den Sie sich erklären können) ausmachen".

Nach erster Reaktion Fortsetzung im Sitzen:

Motto: „Dann wird noch wesentlich mehr Schleimhaut gereizt.

Später (nach 3 Zügen)

geöffnete Augen / „Der Körper soll jetzt sehen, was ihn so unangenehm belästigt."
Zunächst führt der Arzt die Zigarette nach dem Aufsetzen des Rauchers selbst.
Schließlich freiwilliges Ausmachen der Zigarette!

2.1.5. Gemeinsamer Rauchversuch aller Beteiligten (Gruppe)

Motto: „Und jetzt werden Sie merken, wie abwehrkräftig Ihr Körper geworden ist.
Es schmeckt dann gleich nicht mehr — und wie Sie alles Nicht-Schmeckende ablehnen beenden Sie dies Rauchen auch, weil es nicht mehr schmeckt".

Dabei dann evtl. noch einmal suggestive Verstärkung:

„Ich will nicht mehr, ich darf nicht mehr, und ich brauche die Zigarette nicht mehr".

2.1.6. Auswertung durch den Arzt

(Schilderung von Erlebnissen durch Pat.)

2.1.7. Negative

Besonderheiten der Gruppenbehandlung.

Es gilt, alles zu vermeiden, was Spannung in die Gruppe hineinbringen kann.
(‚Blamage' = überstarkes Husten eines psychopassiven Pat.)
oder

Beginn mit einem gespannten (ängstlichen) Raucher (evtl. „Mißerfolg")
(gemischte Gruppen sollten möglichst vermieden werden: Prestigeverhalten usw.)

2.1.8. Verordnung von Tabex als Substituens nach Aufklärung

3. Es wurden bisher 903 Raucher ein- oder mehrmals behandelt.

Eine erste statistische Auswertung liegt jetzt für 292 Raucher vor. Das bedeutet, daß von 800 angeschriebenen Rauchern nur 36% soviel Interesse hatten bzw. Energie aufbrachten, einen einfachen Fragebogen (s. Anlage 3 mit vorbereitetem Briefumschlag für die Rückantwort) auszufüllen und zurückzusenden.

In einer ersten Pilotstudie 1971 wurden insgesamt 70 behandelte Raucher (57 Männer, 13 Frauen) nach der Hypnosebehandlung statistisch erfaßt. Von den 57 Männern waren nach einem halben Jahr noch 24 Nichtraucher. „Längere Zeit" waren Nichtraucher geblieben 17, die jedoch vor dem halben Jahr wieder rückfällig geworden waren. Die Heilungsquote über ein viertel Jahr betrug somit 72%, eine fragliche Dauerheilung war bei 45% aufgetreten. Von den Weiterrauchern rauchten insgesamt 28% weniger Zigaretten. Bei den 13 Frauen zeigten sich ähnliche Prozentzahlen. Eine Gewichtszunahme zwischen 2 und 5 kg gaben 10 Nichtraucher an, die positiven Wirkungen standen jedoch weitaus im Vordergrund.

Ergebnis der neuen Auswertung

Von 292 Patienten waren 210 Männer und 82 Frauen. Der altersmäßige Schwerpunkt der entwöhnungswilligen Raucher lag zwischen dem 20. und 40. Lebensjahr. Von 292 hypnotisch behandelten Rauchern blieben über ein halbes Jahr Nichtraucher 46% = 135. Es rauchten vor einem halben Jahr wieder ungefähr 30% = 87. Trotz erfolgreicher einmaliger Aversionsbehandlung rauchten sofort wieder 24% = 70. Das Verhältnis Männer zu Frauen betrug rund 70 zu 30. Berufsmäßig überwogen die Angestellten im Verhältnis von ungefähr 2 : 1.

Herz-Kreislaufbeschwerden gaben vor der Behandlung rund 100 Pat. an. Es folgten Kopfschmerzen bei ungefähr 50 und Magenbeschwerden bei 25 Pat.

Der Zigarettenkonsum war beträchtlich. 121 Pat. rauchten zwischen 20 und 30 Zigaretten täglich, 72 Pat. rauchten zwischen 10 bis 20 Zigaretten, während extreme Werte über 30 nur in 8 Fällen angegeben wurden.

Die Gesamtwirkungsquote betrug demnach bis zu einem viertel Jahr rund 76%, die absolute Versagerquote lag bei 24%. Alle 292 Raucher gaben spontan nach der Hypnosebehandlung beim gemeinschaftlichen „letzten" Rauchversuch Abscheu und Ekel an.

Kritische Schlußbemerkungen

Zur Dunkelziffer:

Von 800 angeschriebenen Rauchern haben nur 292 geantwortet. Diese hohe Ziffer könnte eindeutig gegen die Methode sprechen, da die Raucher sicher geantwortet hätten, wenn ein entsprechender Erfolg eingetreten wäre. Andererseits kann man aber auch ausreichend berechtigt nur mit der realen Zahl der vorliegenden Antworten arbeiten, da es ja bei ausreichender Vorbereitung und entsprechender Gruppeneinteilung, d. h. bei entsprechender dispensairemäßiger Vorbereitung und Nachsorge und bei sich ständig steigender Erfahrung des Therapeuten möglich gewesen wäre, letztlich nur Neugierde und ein Alibi suchende Raucher zunächst von der Hypnosebehandlung auszuschließen. Nach entsprechender Vorbereitung kann sicher mit einer weiteren Erhöhung der Erfolgsquote gerechnet werden, die sich dann auch in verstärkter Rückantwort aufzeigen würde. Auch das beweist erneut die Notwendigkeit eines echten Raucherdispensaires im Sinne PAUNS und anderer.

Zusammenfassend können wir den Ausdruck Starthilfe für die hypnotische Aversionsbehandlung voll bestätigen. Sie gibt dem entwöhnungswilligen Raucher das Argument in Form der ekelbetonten Ablehnung des eindringenden Rauches.

Durch unsere Behandlung kam es in jedem Fall zu einer intensiven körperlichen Abwehr in Form von Husten und Übelkeit, die praktisch jeden Raucher veranlaßte, die Zigarette freiwillig zu löschen. Der so erreichte Behandlungserfolg lag ohne Nachbehandlung bei 80%, dann häuften sich die bei bereits vorher 20% sofortigen Versagen, um dann bei der auch durch andere Mittel erreichbaren Ziffer von ungefähr 45% zu bleiben.

Eine Intensivierung der Wirkung kann nur durch die Einrichtung arbeitsfähiger Dispensaires erreicht werden, in der die Vorbereitung auf die Hypnosebehandlung und die nachgehende Betreuung in einer Hand bleiben. Das erfordert einen größeren Aufwand als er bisher bei uns möglich war. Ein solcher Dispensaire ist zweifellos abhängig von der Entfernung des Wohnortes zum Behandlungsort, so daß sich zwangsläufig die Beschränkung auf den Kreis mit ausreichend günstigen Verkehrsverhältnissen anbietet.

Die so ausgerichteten Raucherberatungsstellen würden durch die Kombination der dispensairemäßigen Vor- und Nachbetreuung mit der hypnotischen „Starthilfe" wesentlich an Wirksamkeit gewinnen. Nach wie vor gehört jedoch zu einem erfolgreichen Arbeiten auch bei dieser

Kombination eine größere Unterstützung durch die Staatsorgane, wie sie sich jetzt ankündigt, verbesserte räumliche Ausgestaltung und eine möglichst hauptamtliche Besetzung zumindest durch eine Fürsorgerin oder eine Ambulanzschwester.

Da die Hypnose ohne große Schwierigkeiten erlernbar ist, dürfte einer verstärkten Einführung der nützlichen hypnotischen Aversionsbehandlung eigentlich nichts im Wege stehen.

Literatur

1. ROSHNOW, W. E.: Hypnose als Methode der Psychotherapie in „Hypnose. Aktuelle Probleme in Theorie, Experiment und Klinik". Hrsg. Alfred Katzenstein Jena, Gustav Fischer: 1971. — S. 23—30 ebenda
   KOROTKIN, I. I.: Über den physiologischen Mechanismus der posthypnotischen Hemmung bedingter und unbedingter Reflexe S. 121—132
2. PAUN, D.: Deutsch. Gesundheitswesen **21** (1966), 520—23
3. BENNDORF, S. u. a.: Deutsch. Gesundheitswesen **23** (1968), 2092—2096
4. BRANOVIC-HALHUBER, C.: Münch. med. Wsch. **116** (1974), 569—572
5. BRENGELMANN, J. C.: Münch. med. Wsch. **116** (1974), 553—556
6. LUBAN-PLOZZA, B.: Münch. med. Wsch. **116** (1974), S. 547—552

Anlage 1

Nervenklinik Neuruppin

Ambulanzen *Teil A*

Raucherberatungsstelle

Merkblatt für künftige Nichtraucher

Sie haben sich leider so stark an das Rauchen gewöhnt, daß es Ihnen Schwierigkeiten macht, allein durch Ihre Energie davon loszukommen.

Ihre Anmeldung hier sagt uns aber:

1. daß Sie vom Rauchen lassen möchten und
2. daß Sie eingesehen haben, daß Rauchen für Sie schädlich ist.

Wir wollen und können Ihnen helfen.

Leider geht es nun nicht so, daß Sie sich vielleicht wie zu einer Narkose hinlegen, und wenn Sie aufwachen (wie nach einer erfolgreichen Blinddarmoperation) ist Ihnen das Rauchen „entfernt". —

Nein, wir müssen einen ernsthaften Arbeitsvertrag miteinander abschließen, in dem genau festgelegt wird, was jeder einzelne Vertragspartner zu tun hat. Wir werden in Ihnen — selbstverständlich nach einer eingehenden Diskussion — vorwiegend durch entsprechende Hypnosen und ergänzt durch zusätzliche Aussprachen über neue Verhaltensweisen Ihrerseits eine tiefgreifende körperliche und seelische Abneigung gegen das Rauchen erzeugen.

Dieser Vorgang ist ein völlig normaler, knüpft er doch an Ihre ersten negativen Erfahrungen mit dem stinkenden Tabakqualm an; daß Sie rauchen *können*, ist dagegen völlig *unnormal* und *schädlich*. Denn was Sie hier zugelernt haben, richtet sich eindeutig gegen Ihren Organismus. Er hat Ihrer Vernunft als heranwachsender, reifender Mensch vertraut und wurde so „schändlich betrogen", indem Sie ihn durch die Einschleifung eines zunächst eindeutig unangenehmen Vorgangs (nämlich das erste Rauchen) infolge der dadurch eingetretenen Gewöhnung wehrlos gemacht haben.

Denn angeblich schmeckt Ihnen ja jetzt bzw. schon so besorgniserregend lange dieser in Ihren Körper eindringende beißende, stinkende, kratzende Qualm!

Nun ist gegen Gewohnheit, deren Schädlichkeit nicht mehr unmittelbar wirkt, besonders deshalb so schwer etwas aus eigener Energie zu tun, wenn sie beim Rauchen auf reflektorischem Wege — (das Rauchen ist mit seinem dekorativ wirkenden Qualm ja zu einem positiven Signal für unser Nervensystem geworden) Ruhe, Wärme, Leistungsfähigkeit und Konzentration vermittelt.

Nur kann man diese Dinge auch weniger riskant auf natürlichem Wege erzeugen. —

Was bleibt nun für Sie zu tun?

Sie müssen zunächst völlig eindeutig davon überzeugt sein, *daß Rauchen todbringend ist*, und das Sie damit aufhören *müssen*.

Sie müssen kompromißlos aufhören wollen (hierfür erhalten Sie eine Sonderbehandlung in den Gruppengesprächen mit geheilten Rauchern! Sie sehen, wie *ernst* wir Ihre Angelegenheit nehmen, daß wir Sie als *Patienten* bezeichnen, den wir *heilen müssen*!). —

Weiter ist es notwendig — dabei besser und schließlich auch einfacher — *sofort* nach Beginn der Behandlung und *schlagartig* mit jedem Rauchen aufzuhören. Dazu können wir Ihnen Präparate geben, die das erleichtern, indem sie vorübergehend die Wirkung des Nikotins auf den Kreislauf ersetzen. —

Ihre Hauptaufgabe wird es aber sein, neben pünktlichem und beharrlichem Besuch unserer Sprechstunden alle Familienmitglieder, Fremde und Kollegen um wohltuende Unterstützung zu bitten. Meiden Sie falsche Freunde und die Orte der „Verführung". Lernen Sie wieder frische Luft zu schätzen, *frei* von chronischen Husten und Kopfschmerzen zu sein, kurz — wieder gesund und leistungsfähig zu leben!

Dr. STÜRZENBERGER

Anlage 2

Nervenklinik Neuruppin

Ambulanzen *Teil B*

Raucherberatungsstelle

Merkblatt für künftige Nichtraucher

Name: Vorname:
....

geborene: ....

geb. am Beruf (ausgeübter)
....

Wohnung: Kraftfahrer: ja/nein
....

Ich rauche seit:
....

tägliche (ehrliche) Menge: .... Zigaretten,

.... Zigarren (Zigarillos)

pro Woche .... Tabak

Ich war schon einmal Nichtraucher von .... bis ....

von .... bis ....

Bohnenkaffee: Tägliche Tassenzahl ....

stark .... mittel ....

Alkohol: Glas Bier .... Glas Spirituosen ....

täglich ....

wöchentlich (zum Wochenende) ....

Haben Sie

Kopfschmerzen?	Dumpfer Druck? ....
	Stechen? Bohren? ....
Magenschmerzen?	Nüchtern? ....
	Nach dem Essen? ....
Aufstoßen?	ja/nein ....
Herzbeschwerden?	Beklemmungsgefühl? ....
	unruhiger Puls? ....
Schwindel?	beim Gehen? ....
	beim Aufstehen? ....
Schwitzen Sie leicht?	....
Schlafen Sie	gut? unruhig? schlecht? ....

Aus welchem Grunde begannen Sie zu rauchen? ....

Sind Ihre Eltern Raucher? — Nichtraucher? ....

Seit wann haben Sie die Absicht,
das Rauchen aufzugeben? ....

gesundheitliche Gründe finanzielle Gründe? ....

Ergebnis der Antinikotinpropaganda? ....

Andere Gründe? ....

....

Haben Sie bereits Entwöhnungsversuche unternommen und wie oft? ....

Wie lange haben Sie durchgehalten? ....

Haben Sie dabei Entwöhnungsmittel eingenommen? ....

Warum haben Sie wieder angefangen zu rauchen? ....

Nehmen Sie zur Zeit irgendwelche Medikamente ein? ....

Gelten Sie als Herzkrank? ....

Ist Ihr Blutdruck erhöht, erniedrigt? ....

Wir danken für Ihre aktive Mitarbeit.

Dr. Stürzenberger

Anlage 3

Nervenklinik Neuruppin Datum:

Raucherberatungsstelle

Name: Vorname:

geb. am: Wohnort:

Sehr verehrte (ehemalige?) Raucherin!
Sehr verehrter (ehemaliger?) Raucher!

Sie wurden von uns mit der neuen hypnotischen Aversionsbehandlung behandelt.

Wir würden nun gern zum Abschluß und zur wissenschaftlichen Auswertung einige Fragen von Ihnen beantwortet haben.

1. Ich rauche (bitte unterstreichen!)
   a) nicht mehr
   b) immer noch
   c) wieder nach ... Monaten
2. Ich rauche zur Zeit ... Zigaretten o. ä.
3. Ich habe zur Unterstützung Tabex genommen: ja/nein
   Ich verlor bei Tabexeinnahme die Rauchgier: ja/nein
4. An Nebenwirkungen habe ich folgendes festgestellt:
   a) keine
   b) Gewichtszunahme von ... kg
   c) Verstopfungen
   d) verstärkte Erregbarkeit
   e) Schwindelerscheinungen
   f) Sonstiges (bitte vermerken!)
5. Ich werde als Nichtraucher
   a) in Ruhe gelassen
   b) verstärkt von meiner Umwelt provoziert

6. Ich habe die Methode weiterempfohlen

7. Persönliche Bemerkungen (subjektives Befinden im Vergleich zur Zeit des Rauchens usw.):

Wir bitten, jeweils Nichtzutreffendes zu streichen!

Besten Dank für die Mitarbeit!

(Dr. Stürzenberger)

Aufgaben zur Prophylaxe des Tabakschadens in der DDR

W. Schwarz

„Sozialismus ist die beste Prophylaxe."

Dieses Wort von Maxim Zetkin charakterisiert das humanitäre Wesen unserer Gesellschaftsordnung. Es enthält nicht nur eine Feststellung, sondern vor allem eine Verpflichtung. Der Sozialismus bietet die besten Möglichkeiten für die gesundheitliche Entwicklung der Bevölkerung im Interesse eines vollen körperlichen, geistigen und sozialen Wohlbefindens. Wir haben die Aufgabe, diese Möglichkeiten zu erkennen und zu nutzen. Das Gesundheitswesen eines sozialistischen Staates hat wie kein anderes die Chance, gesellschaftliche Bedingungen mitzugestalten und damit im echten Sinne prophylaktisch zu wirken. Darin liegt die spezifische Potenz unseres Gesundheitswesens, dadurch unterscheiden wir uns in erster Linie vom Gesundheitswesen kapitalistischer Länder. Das Wesen unseres sozialistischen Gesundheitswesens offenbart sich dort, wo wir den Mut und die Kraft haben, über die kurative Funktion hinaus sozial verändernd zu wirken.

Das Gesundheitswesen der DDR hat bei der Einschränkung und Beseitigung bedeutsamer Risikofaktoren in den vergangenen Jahren große Erfolge erzielt. Wir denken hierbei besonders an die Leistungen des Gesundheitswesens bei der Verminderung der Mutter- und Kindersterblichkeit sowie bei der Bekämpfung von Infektionskrankheiten wie Poliomyelitis, Masern, Diphterie und Tuberkulose.

Mit großer Sorge müssen wir jedoch besonders in letzter Zeit beobachten, daß die zweifellos insgesamt vorhandene positive Entwicklung in zunehmendem Maße überspielt wird durch negative Faktoren, die ständig an Bedeutung gewinnen. Neben anderen Bedingungen steht der steigende Zigarettenverbrauch an der Spitze der krankheitsfördernden und lebensverkürzenden Einflußgrößen. Nach einer Einschätzung der WHO ist der Kampf gegen das Zigarettenrauchen ein Mittel, den Gesundheitszustand der Gesamtbevölkerung technisch entwickelter Länder zu heben und das Leben zu verlängern. Dieser Kampf wird betrachtet als „ein besseres Mittel als jede andere Aktion im Gesamtbereich der vorbeugenden Medizin". (Zitat aus WHO-Dokument zum Thema „Rauchen und Gesundheit" 1970) [1].

Zahlreiche Erkrankungen haben eine epidemiologisch und experimentell nachgewiesene ursächliche Beziehung zum Zigarettenrauchen. Die Prophylaxe von Gesundheitsschäden durch Tabakrauchen ist ein vordringliches Anliegen der sozialistischen Gesellschaft. Die starke Verbreitung des Tabakrauchens erfordert (angesichts der dadurch verursachten schwerwiegenden Folgen) ein breit angelegtes, unverzügliches und entschlossenes Vorgehen verantwortlicher staatlicher Stellen. Wenn auch das Tabakproblem nicht von heute auf morgen in einer für die Gesellschaft wünschenswerten Form gelöst werden kann, so bedürfen alle einschlägigen Maßnahmen einer eindeutigen, klar formulierten Zielstellung sowie einer progressiven und einheitlichen staatlichen Lenkung im Sinne einer aktiven sozialistischen Gesundheitspolitik. Ohne diese Voraussetzungen bleiben einzelne gesundheitserzieherische Maßnahmen unglaubwürdig. Mit anderen Worten: Der Kampf gegen den Tabakschaden ist ein Anliegen von gesamtgesellschaftlicher Bedeutung. Die Hauptverantwortung trägt das Ministerium für Gesundheitswesen als das zuständige staatliche Führungsorgan. Von dieser Stelle müssen alle erforderlichen gesetzlichen, erzieherischen, diagnostischen und therapeutischen Maßnahmen geplant, vorbereitet und propagiert werden. Für einen Teil der Aktivitäten ist das Gesundheitswesen auch ausführendes Organ. Die erforderlichen Maßnahmen verteilen sich auf 4 Ebenen:

1. Staatliche Führungs- und Lenkungsmaßnahmen
2. Maßnahmen in Betrieben und Einrichtungen sowie im Verkehrswesen
3. Gesellschaftlich-erzieherische Maßnahmen
4. Gesundheitliche Betreuung der Bürger

Einem Auftrag des Ministeriums für Gesundheitswesen entsprechend, hat die Abteilung „Prophylaxe des Tabakschadens" beim Forschungsinstitut für Lungenkrankheiten und Tuberkulose einen Vorschlag erarbeitet, der Maßnahmen auf allen 4 Ebenen umfaßt. Die Maßnahmen beziehen sich im wesentlichen auf folgende Schwerpunkte:

— Erziehung der Jugend zum Nichtrauchen
— Nichtraucherschutz am Arbeitsplatz und in öffentlichen Bereichen
— Therapie entwöhnungswilliger Raucher
— Vorsorgeuntersuchungen bei Risikogruppen.

Die Verhütung tabakbedingter Erkrankungen ist ein außerordentlich wichtiges gesellschaftliches Anliegen. Große Teile der Bevölkerung unterstützen uns bereits durch Wort und Tat bei der Lösung der vielfältigen mit dem Rauchen verknüpften Probleme. Jetzt ist es erforderlich, den gesellschaftlichen Erziehungsprozeß dort anzubinden, von wo er hätte ausgehen müssen. Bei der Tragweite des Problems ist es an der Zeit, eine offizielle staatliche Verlautbarung zu veröffentlichen, die eindeutig und kompromißlos die Prioritäten unserer Gesundheitspolitik deklariert und das Problem Rauchen an die Stelle setzt, die ihm nach der Einschätzung der WHO zukommt. Eine durch wissenschaftlich abgesicherte Fakten gestützte und durch die medizinischen Fachgesellschaften sanktionierte regierungsamtliche Stellungnahme wäre eine notwendige Grundlage für gesellschaftliche Maßnahmen in größerem Umfang. Von der Arbeitsgruppe „Tabakschaden" beim

Nationalen Komitee für Gesundheitserziehung wurde hierzu schon eine bedeutende Vorarbeit geleistet. Die vorliegenden Teilgutachten zum Thema „Rauchen und Gesundheit" sowie der von uns eingereichte Vorschlag für praktikable Maßnahmen sollten so schnell als möglich zu einem vollständigen Gesamtgutachten zusammengestellt werden [2].

Obwohl das Tabakproblem vorwiegend ein erzieherisches Problem ist, geht es über den Rahmen der Gesundheitserziehung bei weitem hinaus. Rauchen spielt in fast allen Bereichen des sozialen Lebens eine Rolle. Es besitzt darüber hinaus einen gewissen Symptomwert im Hinblick auf berufliche und soziale Probleme. Häufig ist es auch Anlaß für Konflikte im öffentlichen und privaten Kontakt. Auf Gesundheit und Wohlbefinden beziehen sich nur einige unter vielen Motiven für oder gegen das Rauchen. Argumente und praktische Maßnahmen gegen das Rauchen sollten daher nicht nur aus dem Bereich der Gesundheitserziehung kommen, selbst wenn die Bemühungen der Gesellschaft um die Lösung des Tabakproblems letztendlich gesundheitspolitisch motiviert sind.

Wo durch das Rauchen die Interessen anderer Personen unmittelbar verletzt werden, sind neben der Erziehungsarbeit gesetzliche Regelungen erforderlich, auf die sich der Geschädigte, in diesem Falle der Passivraucher, notfalls berufen kann. Insbesondere ist eine verbindliche Auslegung unserer Gesetzgebung zum Arbeits- und Gesundheitsschutz hinsichtlich der Belästigung und Schädigung durch unfreiwillig aufgenommenen Tabakrauch zu treffen.

Für den Bereich des Jugendgesundheitsschutzes haben wir im Jugendgesetz und in der Jugendschutzverordnung vorbildliche gesetzliche Grundlagen, die aber leider nur wenig wirksam sind, weil sie ungenügend kontrolliert werden. Zumindest muß der Vertrieb von Tabakwaren auf Bereiche eingeschränkt werden, in denen eine zuverlässige Kontrolle möglich ist. Aus verschiedenen Gründen sollte der gesetzliche Schutz des Jugendlichen bis zur Volljährigkeitsgrenze ausgedehnt werden.

Die Erziehung zum Nichtrauchen wird durch die allgemeinbildenden Schulen noch zu wenig unterstützt. Obwohl sich Rauchgewohnheiten vorzugsweise im Klassenkollektiv entwickeln und festigen, wird die Erziehungsarbeit noch zu oft den Elternhäusern allein überlassen. Im Lehrplan erscheint das Thema „Rauchen und Gesundheit" erst in der 8. Klasse. Angesichts der gegenwärtigen Entwicklung der Rauchgewohnheiten ist das viel zu spät. In Übereinstimmung mit der Jugendschutzverordnung werden Raucherinseln für Schüler mit Recht abgelehnt. Unangefochten bleibt jedoch die große Raucherinsel für Erwachsene, das Lehrerzimmer. Der Jugendliche sieht hierin mit Recht einen Widerspruch zwischen den Forderungen und den eigenen Verhaltensweisen der Erwachsenen, besonders dann, wenn er mit seiner Jugendweihe bereits feierlich in den Kreis der Erwachsenen aufgenommen worden ist.

Trotz aller Bemühungen um Aufklärung erleben wir heute, wie sich der Zigarettenkonsum bei den Jugendlichen besorgniserregend ausbreitet. Verbote bringen keinen Erfolg und bewirken eher das Gegenteil. Unter den Erziehungsfehlern steht ganz an der Spitze die ideologische Inkonsequenz, mit der unserer Gesellschaft das Tabakproblem aufgreift oder verdrängt. Woher soll der Jugendliche wissen, wie ernst wir als Erwachsene das Tabakproblem nehmen, wenn sich die gesellschaftlichen Erziehungsträger über die Bewertung des Tabakrauchens nicht einigen können? Warum verbietet die Schule, was nach Auffassung des Fernsehens zu den natürlichen Lebensäußerungen eines entwickelten Menschen gehört?

Die Erziehungsarbeit der Schule braucht einen Rückenhalt durch die öffentlichen Erziehungsträger, damit der Jugendliche in der Lage ist, beide Seiten ernst zu nehmen.

Wir kommen nicht umhin, dem Tabakproblem mehr Aufmerksamkeit zu schenken und die gesellschaftliche

Meinung über das Rauchen und das Nichtrauchen zielstrebig und bewußt zu beeinflussen. Für diese Aufgabe sind alle mit der Erziehung beauftragten gesellschaftlichen Kräfte verantwortlich. Wir sollten so wenig wie möglich mit Verboten arbeiten, aber so viel wie möglich tun, um mit Hilfe der öffentlichen Meinung das Tabakproblem schrittweise zu lösen.

Bei erwachsenen Rauchern ist erfahrungsgemäß die Bereitschaft sehr groß, sich von der Zigarette zu trennen. Viele lassen sich aber leider durch die ersten erfolglosen Entwöhnungsversuche entmutigen. Sie wissen oft nichts von der Möglichkeit einer ärztlichen und gruppentherapeutischen Hilfestellung. Die Raucherberatungsstellen sind entweder nicht bekannt oder befinden sich zu weit vom Wohnort entfernt. Hier haben wir Reserven, die wir noch viel zu wenig nutzen. Die jährlichen Milliardenverluste durch Tabakrauchen, der zusätzliche Ausfall von Arbeitskräften durch Krankheit, Frühinvalidität und vorzeitigen Tod sollten uns hinreichend Veranlassung geben, mehr zur Prophylaxe des Tabakschadens zu tun. Während andere Maßnahmen in der Hand mehrerer gesellschaftlicher Bereiche liegen, obliegt die Organisation der Raucherberatung allein dem Gesundheitswesen. Auf diesem Gebiet würden sich demnach verstärkte Anstrengungen am schnellsten auszahlen. Die bessere Propagierung der vorhandenen Raucherberatungsstellen sowie die Integration der Beratungs- und Entwöhnungsfunktion in ausgedehntere Bereiche des Gesundheitswesens wäre ein sinnvoller *erster* Schritt zu einer umfassenden Prophylaxe des Tabakschadens.

Literatur

1. WHO Chronicle **24** (1970), S. 345—370. s. a. WHO Technical Report Series No 568 (1975), S. 8 u. S. 57
2. Dieses Gutachten liegt inzwischen vor.

Empfehlungen zur Prävention von Tabakschäden

H. Landmann

Die Analyse des gegenwärtigen Standes der wissenschaftlichen Erkenntnisse über die Gesundheitsschäden durch das Rauchen ergibt eine ganze Reihe eindeutiger Beweise der akuten und chronischen Toxizität des Tabakrauchs. In vielen Ländern der Welt wird darüber intensiv geforscht. Die Schlußfolgerung aus all diesen Forschungsergebnissen und praktischen Erfahrungen lautet ganz einfach, daß die meisten Schäden am Herz-Kreislaufsystem und an der Lunge sowie an anderen Organen vermieden worden wären, wenn die Betroffenen nicht geraucht hätten. Wir sind aber auch realistisch genug um einzugestehen, daß es mit all unseren Bemühungen um Einschränkung des Rauchens und um Vorbeugung von ernsten Gesundheitsschäden nicht gelingen wird, in einigen Jahren oder auch Jahrzehnten eine Nation von Nichtrauchern zu erziehen. Als Wissende um die schweren Folgen des zunehmenden Tabakmißbrauchs auch in der DDR müssen wir aber unsere Verantwortung als Ärzte erkennen und den Kampf gegen die Gesundheitsschäden durch das Rauchen beharrlich und konsequent fortsetzen. Das bedeutet, daß wir nicht nur geduldig aufklären und beraten, sondern daß wir auch brauchbare Vorschläge für konkrete Maßnahmen zur Verhütung der Gefahren und Schäden durch das Rauchen zu machen haben. Es kann dabei nicht um generelle Verbote des Rauchens oder die Einstellung der Produktion und des Verkaufs von Tabakwaren gehen, sondern zunächst sollten wir vor allem wirklich realisierbare Maßnahmen gegen den Tabakmißbrauch einleiten. Tabakmißbrauch bedeutet den zu frühen Beginn und das spätere Übermaß des Rauchens sowie die gedankenlose Belästigung und Schädigung nichtrauchender Personen durch hemmungslose Raucher am Arbeitsplatz, bei Versammlungen, in Schulen oder Ausbildungsstätten und in Gesundheitseinrichtungen.

In den letzten 2 Jahren sind zweifellos einige Fortschritte in der gegen das Rauchen gerichteten Gesundheitserziehung zu bemerken. Besonders Presse und Rundfunk, gelegentlich sogar das Fernsehen haben unsere Aktivitäten in der Aufklärung über die Schädlichkeit des Rauchens unterstützt. Sicher hat die Zahl derer zugenommen, die sich das Rauchen für immer, oft aber nur für kürzere oder längere Zeit abgewöhnt haben. Leider geschieht das meist erst zu einem Zeitpunkt, wo die ersten Beschwerden auftreten, oder wo sich die Krankheit am Herzen, an der Lunge oder an den Blutgefäßen bereits manifestiert hat. Am Zigarettenverbrauch in der DDR insgesamt hat sich ein Ergebnis der vielfältigen bisherigen Gesundheitspropaganda noch nicht sichtbar niedergeschlagen. Wir müssen also wirksamere Maßnahmen als bisher ergreifen. Gesundheitserziehung allein genügt nicht. Sie muß ergänzt werden durch sinnvolle und auf Schwerpunkte ausgerichtete Vorschriften und Gebote, die sich in unserer sozialistischen Gesellschaft ohne Schwierigkeit von bereits bestehenden grundsätzlichen Rechtsvorschriften ableiten lassen. Allein schon der Verfassungsgrundsatz des Rechts auf Schutz der Gesundheit und der Arbeitskraft sowie die den Gesundheitsschutz betreffenden Paragraphen im Gesetzbuch der Arbeit sind solide Grundlagen für entsprechende Rechtsvorschriften oder verbindliche Richtlinien, die die auch im Ergebnis unserer heutigen wissenschaftlichen Konferenz klar herausgestellten ernsten Gesundheitsschäden einzudämmen haben. Die Schaffung hygienischer Lebens- und Arbeitsbedingungen ist eine der wesentlichen Forderungen des sozialpolitischen Programms des VIII. Parteitags. Sie setzt vorbeugenden Gesundheitsschutz voraus. Neben Schadstoffen in unserer Umwelt müssen auch die hochtoxischen Inhaltsstoffe des Tabakrauchs zumindest von unserem Arbeitsplatz, den Schulen und Ausbildungsstätten sowie den Gesundheitseinrichtungen verbannt werden.

Die Verantwortung für den Gesundheitsschutz unserer Bürger ist eine Aufgabe der gesamten Gesellschaft. Unser Ministerium für Gesundheitswesen aber hat den gesellschaftlichen Auftrag, die erforderlichen konkreten Maßnahmen auszuarbeiten und den anderen volkswirtschaftlichen Bereichen zur Durchführung zu empfehlen oder aber über einen Beschluß des Ministerrates durchsetzen zu lassen. Die vor 10 Jahren bereits von unserem Gesundheitsministerium bekanntgegebene Stellungnahme zum Tabakrauchen war ein erster Anfang. Sie ist schon lange nicht mehr ausreichend. Die damals angekündigten konkreten Hinweise und Empfehlungen auch an andere staatliche Bereiche sowie die geeigneten Maßnahmen sind ausgeblieben. Die Appelle an die Willenskraft der Gewohnheitsraucher zur Einschränkung des Rauchens sind ebenso verhallt wie die Absicht unseres Ministeriums für Gesundheitswesen seinen Einfluß geltend zu machen, daß die Aufklärung über die Schädlichkeit des Tabakgenusses sich in besonderem Maße an unsere Kinder und Jugendlichen wenden wird.

Die gleichzeitige Stellungnahme des Nationalen Komitees für Gesundheitserziehung hatte damals bereits verschiedene konkrete Vorschläge zum Inhalt, die zwar territorial unterschiedlich realisiert wurden, aber letzten Endes doch zur verstärkten Einrichtung von Nichtrauchergaststätten und zu einer gewissen Einschränkung des Rauchens in Gesundheitseinrichtungen oder auch auf Versammlungen geführt haben. Auch auf die Massenmedien, wie z. B. das Fernsehen, wurde ein recht guter Einfluß genommen, obwohl es da noch manches zu tun gibt. Mit der Gründung einer speziellen Arbeitsgruppe „Tabakschaden“ im Nationalen Komitee für Gesundheitserziehung 1973 wurden neue Initiativen geweckt. Es wurden neue wissenschaftliche Gutachten angefordert, die besonders die Verhältnisse in der DDR hinsichtlich des Rauchens klären sollten. Die wesentlichen Ergebnisse dieser Gutachten von seiten der Geschwulstkrankheiten, der Herz-Kreislaufkrankheiten und der Lungenkrankheiten liegen vor. Sie werden nach Billigung durch die Vorstände der entsprechenden wissenschaftlichen Gesellschaften mit Schlußfolgerungen für realisierbare Maßnahmen zusammen dem Ministerium für Gesundheitswesen vorgelegt werden, von dem wir uns dann die Durchsetzung der vorgeschlagenen und begründeten konkreten Maßnahmen erhoffen.

Die Volksrepublik Polen und die Volksrepublik Bulgarien haben bereits Verfügungen in Kraft gesetzt, die das Rauchen am Arbeitsplatz, auf Versammlungen, in Speiseräumen, Verkehrseinrichtungen, Kultureinrichtungen, Hochschuleinrichtungen, Volksbildungseinrichtungen und vor allem in Gesundheitseinrichtungen stark einschränken. Wir haben ähnliche Vorschläge bereits auf der V. Nationalen Gesundheitskonferenz im Oktober 1973 in Magdeburg gemacht, die auch jetzt noch gelten, nachdem neue wissenschaftliche Gutachten und eine große Zahl von Eingaben unserer Bürger vorliegen. Es folgt eine vorläufige Auswahl dieser Vorschläge:

1. In Gesundheitseinrichtungen, Kureinrichtungen, Schulen, Bildungsstätten sowie in allen Dienststellen mit Publikumsverkehr ist das Rauchen zu unterlassen. Allenfalls können gesonderte Räume für Raucher eingerichtet werden.
2. Das Nichtrauchen gehört zum normalen Arbeitsablauf in Arbeitsräumen der Betriebe und Dienststellen. Es darf dort nur geraucht werden, wenn alle anwesenden Nichtraucher damit einverstanden sind und wenn die arbeitshygienischen Normen das zulassen. An Arbeitsplätzen mit Staubbelastung oder mit Schädigungsmöglichkeiten durch Reizgase ist das Rauchen zu verbieten.
3. In Anwesenheit von Kindern und von Jugendlichen unter 18 Jahren sowie von Schwangeren sollte grundsätzlich nicht geraucht werden.

4. Auf Sitzungen und Versammlungen sollte das Rauchen auf Pausen außerhalb des Versammlungsraumes beschränkt werden.
5. In allen Betriebskollektivverträgen, in Dienstordnungen und Arbeitsordnungen sollten im Interesse des Gesundheitsschutzes Festlegungen über die Einschränkung des Rauchens getroffen werden.
6. Jede direkte oder indirekte Werbung für Tabakerzeugnisse sollte unterbleiben. Das gilt in besonderer Weise für Fernsehen, Film, Künstlerverbände und den Handel.
7. Die Zigarettenindustrie sollte überprüfen, in welcher geeigneten Form auf den Kleinpackungen der Tabakwaren ein Hinweis auf die Schädlichkeit des Rauchens und die Notwendigkeit gesundheitlicher Kontrollen angebracht werden kann. Die Verwendung besserer Filter und Papiere sollte erreicht werden.
8. Das Ministerium für Gesundheitswesen sollte beschleunigt erforderliche Vorsorgeuntersuchungen für besonders gefährdete Rauchergruppen organisieren, die Möglichkeit der Raucherberatung verstärken und einen Katalog vorbeugender Maßnahmen für alle Ministerien erarbeiten, der baldmöglichst dem Ministerrat vorzuschlagen ist.
9. Das Ministerium für Nationale Verteidigung sollte auch in Anbetracht der Beeinträchtigung der körperlichen Leistungsfähigkeit die Gesundheitserziehung der Soldaten und Offiziere erheblich verstärken, damit das Nichtrauchen auch innerhalb der NVA zum normalen Dienstablauf und zur organisierten Freizeitgestaltung gehört.
10. Das Ministerium für Volksbildung sollte die erste Aufklärung über die Schädlichkeit des Rauchens bereits im Lehrplan für die 3. oder 4. Klasse aufnehmen und die Lehrer und Erzieher in den Volksbildungseinrichtungen zu besserer Vorbildwirkung anhalten. Zugleich aber sind energische Maßnahmen gegen

rauchende Schüler im Bereich der Schule einzuleiten.

11. Das Deutsche Hygiene-Museum der DDR in Dresden ist zu beauftragen, weitere Aufklärungsmaterialien über den Nutzen des Nichtrauchens und die Schädlichkeit des Rauchens in Ausstellungen, Broschüren, Anleitungen für Gesundheitserzieher herauszugeben und einen Aufklärungsfilm zusammen mit der DEFA herzustellen und zu verbreiten.

12. Das Ministerium für Handel und Versorgung sollte die Einrichtung weiterer Nichtrauchergaststätten, Nichtraucherabteilungen zumindest aber von Nichtrauchertischen und die Durchsetzung von rauchfreien Zeiten in Speiselokalen veranlassen.

13. Das Ministerium für Verkehr sollte ein Verbot des Rauchens für Kraftfahrer in geschlossenen Ortschaften zumindest aber in den Hauptverkehrszeiten erreichen. Die Verkehrserziehung muß die Aufklärung über die Gefahren des Rauchens für die Verkehrssicherheit mit aufnehmen.

14. Das Ministerium für Außenhandel sollte überprüfen, ob der gesundheitspolitisch unvertretbare Import von Tabakwaren noch notwendig ist.

Dies ist ein gewiß noch unvollständiger Katalog von überwiegend vorbeugenden Maßnahmen, die wir für durchführbar halten und die wir im wesentlichen dem Ministerium für Gesundheitswesen als Grundlage für die Herausgabe einer verbindlichen Richtlinie empfehlen.

Ziel all unserer Bemühungen ist es: Gesundheit, Leistungsfähigkeit und Lebensfreude bis ins hohe Alter zu erreichen. Eine gesunde Lebensweise ohne Tabakmißbrauch sollte zur selbverständlichen Norm einer sozialistischen Persönlichkeit gehören. Ich möchte jedoch betonen, daß gesund leben für uns nicht gleichbedeutend ist, mit asketisch leben. Gesunde Lebensweise schließt den vernünftigen, d. h. mäßigen Gebrauch von Genußmitteln bei entsprechenden Gelegenheiten sicher nicht aus. Wesentlich ist aber der entschiedene Kampf gegen den Tabakmißbrauch. Der Grundstein für Gesundheit und Leistungsfähigkeit im höheren Alter wird in der Jugend gelegt. Allein durch die Verschiebung des Beginns des Rauchens in das Alter über 20 Jahre könnten wir eine große Zahl schwerer und gerade im produktivsten Leistungsalter auftretenden Krankheiten verhüten. Helfen wir also vor allem mit, daß das bereits mehrfach zitierte Jugendgesetz erfüllt wird, dessen § 40 die Förderung der Bereitschaft der Jugend zu gesunder Lebensweise wie auch zur Ablehnung des Mißbrauchs von Genußmitteln fordert. Sicher kann man gerade bei der Jugend mit Verboten allein nichts ausrichten, aber die völlige Passivität gegenüber den ersten Rauchversuchen der Schüler ist weniger angebracht. Auf jeden Fall liegt in einer vernünftigen und überzeugenden Gesundheitserziehung der Kinder und Jugendlichen, die alle altersspezifischen Motivationen berücksichtigt, der Hauptansatzpunkt zur Verhütung späterer Gesundheitsschäden durch gewohnheitsmäßiges Rauchen. Die Gewohnheit und das Bedürfnis zu rauchen gilt es zum Zeitpunkt des Entstehens, hauptsächlich also im Schuljugendalter, abzubauen. Auch das ist nicht nur eine Ressortaufgabe der Volksbildung, sondern bedarf der Unterstützung durch die Eltern und durch die gesamte Gesellschaft.

Über das Ergebnis all unserer Bemühungen um gesunde Lebensweise geben wir uns keinen Illusionen hin, aber wir sind nicht nur Realisten, sondern trotz allem auch Optimisten. Unsere sozialistische Gesellschaft mit ihren großartigen Möglichkeiten und Perspektiven gibt uns dazu solide Grundlagen.

Gesundheitsschäden durch Rauchen – Möglichkeiten einer Prävention

R. LÄMMEL

Die Maßnahmen zur Prävention von Gesundheitsschäden durch Rauchen müssen integrierter Bestandteil unserer gesamten gesundheitserzieherischen Konzeption sein und dürfen nicht isoliert von den anderen Aufgaben zur Förderung der körperlichen Aktivität, der gesunden Ernährung, der vernünftigen Gestaltung des Tagesrhythmus oder auch zur Erhöhung der Arbeitskultur und der Lebens- und Umweltbedingungen betrachtet werden. Somit sind diese Aktivitäten eingeordnet in die Grundsätze und Schwerpunkte der Gesundheitspropaganda und Gesundheitserziehung in der DDR [1].

Der Kampf gegen den Mißbrauch des Tabaks ist kein Kampf gegen die Raucher und selbst nicht gegen das Rauchen an sich. Unsere Maßnahmen gegen den Mißbrauch des Tabaks sind vor allem ein Kampf für das Nichtrauchen, für reine und saubere Luft in Beratungen, Zusammenkünften, in der Wohn- und Arbeitsumwelt sowie für gegenseitige Rücksichtnahme und sozialistisches Verhalten. Diese soziale und gesellschaftliche Seite ist zu betonen, weil es für wirksame Maßnahmen nicht ausreicht, die medizinisch-biologischen Aspekte des Tabakschadens darzustellen, so wichtig dies ist und so gründlich dies getan werden muß. Wir sollten uns, nachdem wir dazu eine klare Position haben, in zunehmendem Maße auch den Ursachen des Rauchens, seinen historischen Wurzeln, den sozialen Bezugspunkten und seinen konkreten Bedingungen in unserer Republik zuwenden, weil Gesundheitsschäden durch Rauchen nicht nur ein medizinisches Problem sind. Diese etwas gewagte Behauptung entspringt einfach aus der Überlegung, daß das Tabakrauchen eine historische Kategorie ist. Aus rituellen Handlungen in jenen Zeiten hervorgegangen, als die Menschen noch an Götter und Dämonen glaubten, wurde es im Mittelalter in Europa zum Privileg der herrschenden Klasse, die ihren Genüssen einen weiteren hinzufügte und damit den unterdrückten Klassen ein Beispiel erstrebenswerten Genusses vorgaukelte.

Die Darstellung des legendären Tabakkollegiums des preußischen Königs, Friedrich II, des „Alten Fritz“, ist vielen sicher noch in Erinnerung. Und schließlich wurde das Rauchen, wie vieles in der kapitalistischen Gesellschaft, eine brauchbare Waffe im Profitstreben, Grundlage ganzer Industrien, Instrument der Massenmanipulation. Mit raffinierten Methoden der Werbepsychologie wird auch heute in kapitalistischen Staaten das Rauchen als Statussymbol angepriesen. Wie alle jene Kategorien und Erscheinungen, die im Prozeß der historischen Entwicklung entstanden sind, ist es in unserer Republik von Bestand und wird unter dem Einfluß einer Vielzahl von Faktoren und Vorbildern als Bedürfnis ständig reproduziert. Und erst die Zukunft wird zu erweisen haben, welchen Platz das Rauchen, als ein jetzt in der kapitalistischen Gesellschaft zwar ressortmäßig bekämpftes, aber gleichzeitig doch künstlich erzeugtes und gefördertes Massenbedürfnis, in der entwickelten kommunistischen Gesellschaft des nächsten Jahrtausends einnehmen wird.

Diese etwas akademische Frage zu stellen, heißt nicht, unserer heutigen Verantwortung auszuweichen, sondern soll vielmehr unterstreichen, daß wir bei all unseren Maßnahmen zur Einschränkung des Mißbrauchs des Rauchens diesem historischen und sozialen Aspekt Rechnung tragen. Dabei ist allerdings eines heute schon klar: Wir überlassen das Problem nicht der Zukunft. Sondern gerade im Interesse der gesundheitlichen Entwicklung kommender Generationen wenden wir uns gegen den Mißbrauch des Rauchens.

Wir treten gegen den Mißbrauch des Tabakrauchens auf, also

— insbesondere gegen den Beginn im kindlichen und jugendlichen Alter;

— gegen das unkontrollierte, ja oft süchtige Rauchen und

— gegen das rücksichtslose Rauchen, zur unrechten Zeit und am falschen Ort.

Und wir tun dies mit wachsender Intensität!

Wir begegnen den Gesundheitsschäden durch Rauchen, indem wir die Lösung auf Wegen suchen, die unseren sozialistischen Bedingungen eigen sind, die im Gang des historischen und sozialen Fortschritts liegen.

Die Wege und Ziele entsprechen damit den grundlegenden Orientierungen des VIII. Parteitages der Sozialistischen Einheitspartei Deutschlands, die Erich Honecker mit den Worten wiedergab: „Das Streben nach Gesundheit, Leistungsfähigkeit und Lebensfreude bis ins hohe Alter wird immer mehr zum Bestandteil einer von der ganzen Gesellschaft getragenen, vom sozialistischen Staat geförderten und vom Bürger selbst mitgestalteten Lebensweise.“ [2]

Charakteristische sozialistische Lösungen anzustreben, heißt aber vor allem

beizutragen, gesellschaftliche Denkmodelle im Bezug auf das Rauchen zu verändern, denn der Einzelne beginnt mit dem Rauchen ja erst, wenn die soziale Umwelt das Rauchen begünstigt, sei es durch die Eltern, die Schulkameraden, das Arbeitskollektiv und das Fernsehen.

Schutz vor den gesundheitlichen Schäden des Rauchens und Schutz der Nichtraucher vor Schäden und Belästigung.

Das ist nicht allein ein administratives Problem — obwohl sicher mehr und bessere administrative Lösungen unter Umständen nötig sind: Nichtrauchergaststätten, Abteile in Zügen, Bahnhöfen usw. zeigen gute Ansätze und zum Teil erfolgreiche Wege.

Schutz der Nichtraucher heißt aber vor allem, unsere erzieherischen Potenzen wirksamer zu nutzen, ist also ein erzieherisches, ja man kann sagen auch ein ideologisches Problem, weil Schutz der Nichtraucher Rücksichtnahme in der Wohnumwelt, am Arbeitsplatz und selbst in der Freizeit verlangt und Rücksichtslosigkeit gegenüber nichtrauchenden Menschen, unter Umständen sogar gesundheitlich geschädigten oder gefährdeten Bürgern, ausschließt. Man sollte sich nicht scheuen, diese Rücksichtslosigkeit zu klassifizieren als das, was sie ist: eine spezifische Form egoistischen Verhaltens und auf jeden Fall kein Beispiel sozialistischen Verhaltens.

Und schließlich sollten wir an die Fragen des Rauchens kritischer besonders in den Bereichen herangehen, wo der Zusammenhang zwischen Rauchen und Erkrankungen sowie Arbeitsunfähigkeit erkennbar und nachweisbar ist.

Dort sind auch energischer ärztliche Mittel einzusetzen und das Nichtrauchen sowie die dazu erforderliche Entwöhnungskur zu verordnen.

Sozialistische Lösungen anzustreben auf diesem Gebiet heißt aber vor allem, mit Entschlossenheit die Kinder und Jugendlichen, die künftigen Erbauer der Grundlagen der kommunistischen Gesellschaft in unserer Republik, vor den Gefahren und vor den Schäden des Rauchens zu schützen. Das liegt ganz im Sinne des Jugendgesetzes der DDR vom 28. 1. 1974, das von einem jungen Sozialisten fordert, sich gesund und leistungsfähig zu halten und das verpflichtend feststellt, daß sich die Jugend gegen den Mißbrauch von Genußmitteln wendet.

Erfolgreiche Maßnahmen zur Einschränkung des Tabakmißbrauchs müssen in der gesellschaftlichen und sozialen Wirklichkeit unserer Republik wachsen und ihr entsprechen. Die 7. Tagung des Nationalen Komitees für Gesundheitserziehung am 13. 3. 1975 legte fest, daß die 6. Nationale Konferenz für Gesundheitserziehung der DDR zum Thema „Jugend und Gesundheit“ im Jahre 1977 durchzuführen ist. Zu ihrer Vorbereitung ist auf der Grundlage eines Beschlusses des Ministerrates zur Verwirklichung des Jugendgesetzes vom 28. 1. 1974 bereits ein Maßnahmeplan zur Förderung der Gesundheitserziehung unter der Jugend mit konkreten Aufgaben erarbeitet worden. Außerdem ist eine Orientierung des Präsidiums des Nationalen Komitees für Gesundheitserziehung zur gleichen Problematik für wichtige gesellschaftliche Bereiche entworfen worden. Damit wird nicht nur die Folgerichtigkeit, sondern auch die Konsequenz des Weges, den wir auf diesem Gebiet zu gehen gedenken, unterstrichen.

In der gesundheitspolitischen Führung ist der Ernst des Problems bekannt, und es ist weder nötig noch möglich, den sozialistischen Staat, das Hauptinstrument beim Aufbau der sozialistischen Gesellschaft, auf diesem oder jenem Gebiet zu irgend einer Aktion oder zu bestimmten, kaum kontrollierbaren Verboten zu zwingen. Eine solche Denkweise verschiebt das Problem nur, ohne es zu lösen.

Die Problematik des Rauchens verlangt vielmehr, die bisher unbefriedigende und uneinheitliche Haltung der Medizin gründlich zu überprüfen, wissenschaftlich fundierte Aussagen und Schlußfolgerungen in einer solchen Form auf den Tisch zu legen, daß sie als solides tragfähiges Arbeitsmaterial für wohlabgewogene Maßnahmen in den verschiedenen Bereichen unserer Gesellschaft dienen können. Ein Material müßte das allerdings sein, das nicht nur subjektive Ansichten und berechtigte Wünsche einzelner medizinischer „Vorkämpfer" enthält, sondern das einheitlich mit den wissenschaftlichen Autoritäten der sozialistischen Medizin in unserer Republik getragen und verantwortet wird.

Wir sehen darin unsere gegenwärtige Hauptaufgabe. Das Präsidium des Nationalen Komitees mit seiner Arbeitsgruppe „Prophylaxe des Tabakschadens" hat entschieden, zuallererst zu einem soliden, tragfähigen, emotionsfreien Standpunkt in den wichtigsten Gebieten der Medizin zu kommen und ein wissenschaftliches Gutachten zur Tabakproblematik vorzulegen, das neben den internationalen Ergebnissen der Forschung auf diesem Gebiet besonders die Arbeiten und Erkenntnisse aus der DDR auswertet. Damit soll dem gesundheitspolitischen Führungsorgan eine zuverlässige und wissenschaftlich fundierte Grundlage für weiterführende Maßnahmen in die Hand gegeben werden. So wird es möglich sein, auch die verschiedensten Bereiche der sozialistischen Gesellschaft zu einsichtsvollem und verantwortungsbewußtem Handeln für den Schutz der Gesundheit aller Bürger zu veranlassen.

Literatur

1. Vgl. Verfügungen und Mitteilungen des Ministeriums für Gesundheitswesen der DDR Nr. 10, 1972
2. Honecker, E.: Referat auf dem VIII. Parteitag der SED, in Protokoll des VIII. Parteitages, Bd. 1, S. 98

Autorenverzeichnis

OMR Prof. Dr. med. Ernst Bahrmann
Pathologisches Institut des Städtischen Krankenhauses Friedrichshain, Berlin

Dr. med. Wolfgang Barth
Forschungsgruppe Epidemiologie und Prävention der Forschungsabteilung für Herz-Kreislaufkrankheiten Bereich Medizin (Charité) der Humboldt-Universität, Berlin

Dipl.-Psych. Brigitte Bartusch
Institut für Gesundheitserziehung des Deutschen Hygiene-Museums in der DDR, Dresden

Prof. Dr. med. habil. Hans Berndt
Zentralinstitut für Krebsforschung der Akademie der Wissenschaften der DDR, Berlin-Buch

Dr. med. Siegfried Böthig
Forschungsgruppe Epidemiologie und Prävention der Forschungsabteilung für Herz-Kreislaufkrankheiten Bereich Medizin (Charité) der Humboldt-Universität, Berlin

Dipl.-Psych. Frido Erler
Institut für Gesundheitserziehung des Deutschen Hygiene-Museums in der DDR, Dresden

Dr. med. habil. Wolfgang Gibel
Zentralinstitut für Krebsforschung der Akademie der Wissenschaften der DDR, Berlin-Buch

Dr. med. Johanna Goldberg
Gesundheitseinrichtungen der Stadt Schwedt/Oder Kreisstelle für Tuberkulose und Lungenkrankheiten Neue Poliklinik, Schwedt (Oder)

Dr. päd. Uta Hablitschek
Pädagogische Hochschule Halle „N. K. Krupskaja“, WB Gesundheitserziehung, Halle

OMR Dr. med. Herbert Herrmann
Bezirksstelle für Tuberkulose und Lungenkrankheiten, Beelitz-Heilstätten, Beelitz

OMR Dr. med. Herbert Landmann
Forschungsinstitut für Lungenkrankheiten und Tuberkulose, Berlin-Buch

Dr. rer. pol. Rolf Lämmel
Nationales Komitee für Gesundheitserziehung der DDR, Berlin

Dipl.-Oek. Fritz Liehs
Bezirksstelle für Tuberkulose und Lungenkrankheiten, Beelitz-Heilstätten, Beelitz

Prof. Dr. rer. nat. habil. Karlheinz Lohs
Forschungsstelle für chemische Toxikologie der Akademie der Wissenschaften der DDR, Leipzig

Dipl.-Chem. Wolfgang Moldenhauer
VEB Wissenschaft und Technik, Tabakindustrie, Dresden

Dr. med. Dieter Paun
Raucherberatungsstelle, Städt. Krankenhaus Friedrichshain, Berlin

Dr. med. Ingrid Schneider
Zentralinstitut für Herz- und Kreislauf-Regulationsforschung der Akademie der Wissenschaften der DDR, Berlin-Buch

Dipl.-Psych. Wolfgang Schwarz
Abteilung „Prophylaxe des Tabakschadens" im Forschungsinstitut für Lungenkrankheiten und Tuberkulose, Berlin-Buch

Dr. med. Karl Strubel
Kreisstelle für Tuberkulose und Lungenkrankheiten Nebenstelle West, Halle (Saale)

Dr. med. Hans E. Stürzenberger
Nervenklinik Neuruppin, Neuruppin

Dr. rer. nat. Erich Taubert
Kreiskabinett für Gesundheitserziehung in der Abteilung Gesundheits- und Sozialwesen des Rates des Kreises Weimar, Weimar

Dr. med. habil. Johannes Wilde
Zentralklinik für Herz- und Lungenkrankheiten Bad Berka, Bad Berka